歯科医院経営
実践マニュアル

誰も思いつかなかった
歯科医院経営の秘訣

南青山デンタルクリニック院長
「売り上げ向上委員会」㈲オクデン代表
青山 健一 著

クインテッセンス出版株式会社 2007

Tokyo, Berlin,Chicago, London, Paris, Barcelona, Istanbul, Milano, São Paulo, Moscow, Prague, Warsaw, New Delhi, Beijing and Bukarest

はじめに

私の周りには、真面目に一生懸命がんばっているのに、努力に見合った結果の出ていない歯科医が多くいます。多いというよりも、ほとんどがそういう歯科医であるといったほうがいいでしょう。

そうした先生方を見ていますと、努力はしているのですが、努力の方向を間違われているのが残念でたまりません。間違った努力をしているから、思うような効果が出せず、しかも結果的に周りの環境のせいにしてしまっています。

「早く景気が回復しないかな」「歯医者が多いからしかたがない」「保険点数が引き下げられる一方では……」などなど、言い訳を口にすればするほど、負け組歯科医に近づいていってしまうのです。

世の中の状況を、個人の力で変えていくことは不可能ですし、たとえどんな状況になろうと、現役で歯科医をやっている間は、そのルールの中で歯科医としてがんばっていくしかありません。こうした状況下であっても、現実に売上げを伸ばし続けている医院も存在しています。売上げを伸ばしている歯科医院は、周りの歯科医院よりもいち早く、今までと違ったシステムを取り入れて、活用しているところです。

「温故知新」という言葉がありますが、時代の流れとともに新しく変えていかないといけないことと、時代の流れがどう変わろうと、古くからの守らないといけない原理原則があります。多くの歯科医院は、この中の新しく変えていかないといけない点に目をつむりすぎてきました。もうこれ以上、見て見ぬふりを続けていると、確実に負け組歯科医になってしまいます。

何を守り、何を変えていくべきか——そこに多くのヒントを与え、アドバイスをおくるのが、本書の目的です。それは、今まで少しの人しか気づいていなかったことを同業者に教え、眠れる獅子を起こしてしまうことになります。他業種の人に教えるのならまだしも、同業者の歯科医に、自分の貴重な〝飯の種〟を教えてしまうことには、私自身かなりの葛藤がありました。しかし、遅かれ早かれ、この扉を開ける人が出てこなければ、一部の知っている人だけがいい思いをして、知らない人は、がんばっても正当な評価をしてもらえない状態になってしまいます。それでは、多くの歯科医のためにも、患者さんのためにもならないでしょう。

がんばっている歯科医が、患者さんから正当な評価をされる歯科医院になるために、今何をすべきか、本書では包み隠さずに書いています。この本から得られる情報・ヒントは次のとおりです。読んだその日から、即、役に立つものばかりです。

●自費治療の売上げをアップする秘策

●自医院をブランド化する方法
●患者さんのほうから自費治療を希望させる方法
●自費治療の上手な説明のしかた
●患者さんを自医院のファンにする法
●役に立つ人材を採用するコツ
●経営に明るくなる決め手

こういった内容の本が、歯科医の立場から一冊も出ていなかっただけに、本書を読まれた歯科医の多くは、はじめは戸惑いを感じる人も多いかと思います。そして、こんな当たり前のことに今まで気づかなかったこと、大損をしてきたことを後悔するでしょう。

でも、まだ間に合います。従来の常識を変えればわけないことです。早速、明日といわず今日から取り組んでください。

２００７年５月10日

南青山デンタルクリニック院長
青山　健一

目次

●もくじ

プロローグ　歯科医が陥りやすい勘違い／17

第1章 いいスタッフを採用するコツ／33

第3章　集客のための院長の心得／81

第5章 伸びる院長はここが違う／129

イラスト：伊藤　典

プロローグ

歯科医が陥りやすい勘違い

1 真面目な先生が報われない?

知り合いの先生から「最近は、新患がめっきり減ったよね。仲間の先生からも、景気のいい話を聞いたことがないよ」「○○先生なんか、あれだけよく勉強されているのに、毎日暇みたいで患者さんがあまりこないらしい。世の中、なんかおかしいよね」などといわれますが、今、歯科の世界は大きな転換期を迎えているような気がします。

とくに気になるのが、歯科の勉強を真面目にしている先生方の努力が報われないで、口先だけのいい加減な先生のほうが、売上げを伸ばしている場合が少なくないという事実です。こうした風潮が広まると、「歯科知識や歯科技術の勉強をするより、手っ取り早く集客の勉強だけをすればいい」と考える歯科医が増えてくるのではないかと危惧します。

これまでは、真面目にコツコツやっていれば、ある程度報われてきました。その背景には、歯科医間の競争がほとんどなく、自分だけ目立つようなことは控えようとする姿勢が、歯科医の中に強かったのだと思います。しかし、インターネットの普及、歯科医院の乱立によって、今日では、真面目にコツコツだけでは結果が出なくなり、それなりに集客のテクニックも必要になってきています。

2 歯科医の勘違い①
腕がよければ患者さんは集まる

思うような結果が出ないで悩まれているタイプには、「腕はいいし、いい治療をしているのに……」と感じている歯科医が多いでしょう。「腕がよければ……」は、口コミで患者さんを紹介してもらうにはよいのですが、新患を集める際にはいっさい関係ありません。

最近の新患の患者さんは、ホームページを見てから来院するケースが年々増えてきています。この時の患者さんは、単なるイメージで、どのクリニックに治療に行くかを選んでいるのです。そもそも、腕がいいか悪いかは治療を受けてみなければ判断することはできません。患者さんレベルの判断で「腕がいい」というのは、歯科医サイドからすると、かなりいい加減なものです。

ですから、患者さん（とくに新患）を呼び込むためには、腕の良し悪し以上に、医院のイメージによるところが大となるのです。つまり、歯科医から見て腕がよいということよりも、患者さんレベルで、どうすれば腕がよいというイメージを持ってもらえるかということです。長い目で見れば、イメージと実力は一致することが多いのですが、短期的にはイメージと実力は必ずしも一致しないだけに、イメージづくりが大切なのです。

3 歯科医の勘違い②
いい治療をすれば患者さんに評価される

これも、ほとんどの歯科医が陥る大きな誤解です。

最新の治療法で、最高の材料を使って、時間をかけて治療すれば、患者さんから評価されると考えている先生が、若い先生ほど多いように思います。

歯科医が考えるいい治療と、患者さんが考えるいい治療には、大きな隔たりがあります。とくに歯科治療は、目で確認しにくいミクロの治療が多いのに、患者さんの立場で理解できるのはマクロのことなのです。

極論すれば、多くの患者さんにとってのいい治療とは「痛くなくて、早く終わって、長持ちして、安い」治療なのです。どうですか。歯科医が考えるいい治療の基準とは、大きく違っているでしょう。

最新の治療法で、最高の材料を使って、時間をかけて治療しても、すべてがムダであるといっているわけではありません。もしそういったことを〝売り〟にして、患者さんから評価してほしいのであれば、ただ単にいい治療をするだけではなく、患者さんにその治療法などのメリットを説明するシステムをつくってから、治療していくべきです。

4 歯科医の勘違い③
歯科技術を上げれば売上げも上がる

セミナーに出て、技術の習得にお金と時間をかけているのに、一向に患者さんが増えず、経営的に大変な歯科医が数多くいます。真面目で勉強家なのですが、根本的な点で大きく勘違いされているので、いくら勉強してもそれに見合った成果が出てこないのです。

こういう勉強家の先生に共通していることは、自分はいい治療をしているのだから、いつかは患者さんもそのことに気づいて、知り合いを紹介してくれると信じていることです。自分が勉強したレベルの内容を、ただ治療するだけで、患者さんに実感してもらうことは、ほぼ不可能に近いことです。歯科技術や歯科知識の勉強をすることは、今後治療をすすめていく上での大きな武器になりますが、その武器は歯科医師の頭の中にあるものなので、患者さんはその知識の有無を知ることはできません。

売上げを上げるには、患者数を増やし、自費治療を増やしていくしかありません。そのためには、セミナーで学んだこと、勉強家であることをアピールすることですが、歯科技術を勉強することと、売上げを上げることとは、すぐに一致するものではなく、勉強していることを〝売り〟にする、それなりのテクニックが必要になってきます。

5 歯科医の勘違い④
時間が経てば患者さんは評価してくれる

私も開業して数年間、この言葉を信じてやってきました。一生懸命やった根管治療や長持ちする補綴物などは、時間が経たないと、その治療の評価は正確にしてもらえない、と考えていました。ある時、これは歯科医同士の評価であって、患者さんからの評価とは関係ないことに気づきました。

根管治療が20年、30年、いや一生涯問題なく経過したとして、この患者さんは何年目に、私の治療を評価してくれるのでしょうか。インレーが30年目に脱離したとして、この患者さんは「このインレーは青山先生がつくった」と覚えているでしょうか。たとえ30年後に正しく評価されたとして、すでに自分の医院がなくなっていたら、その評価にいかほどの価値があるのでしょうか。逆に、根管治療後にすぐ痛みが再発したり、インレーが1年そこそこで脱離すれば、すぐに信用を失って、下手な歯医者のレッテルを貼られます。

「時間が経てば……」というときは、最低10年ぐらい待たなければなりません。それでは、この過当競争時代では生き残れません。競争の激しい地域での開業ほど、患者さんに1日でも早く評価してもらわなければ生き残れないのです。

6 歯科医の勘違い⑤ 自費を安くすれば数で稼げる

自費治療を増やしたい一心で、価格を下げている歯科医院があります。多少治療費を下げても、自費なら利益が出るということで、値下げしているのでしょう。

では、多くの患者さんは、価格によって治療する医院を選んでいるのでしょうか。

確かに、電話でメタルボンドの価格だけを聞いてくる患者さんもいます。しかし、そういう患者さんにたくさん通院してほしいかどうかを、一度考えてみるべきです。そうした患者さんは、すべてのことを価格で判断しますから、もっと安い医院が見つかれば、さっさと鞍替えしてしまいます。

通常、来院する患者さんは、すべての治療をしてもらおうと考えていますから、いったん治療を始めれば、途中で自費だけ他の医院に行くということは、常識では考えにくいものです。その治療代が何十万円も違うのであれば、話は違うかもしれません。しかし、周りの歯科医院よりも大幅に高いというわけでなければ、治療代を安くすることを考えるよりも、患者さんとの信頼関係を強くしたり、自医院に付加価値をつけることに腐心するほうが、将来的にプラスになります。

7 歯科医の勘違い⑥
患者さんを説得できれば自費が増える？

多くの歯科医師が勘違いしていることは、自費治療は話術的手法を使ったりしながら説得するもので、説得技術に長けている先生ほど、自費の売上げが多いと信じていることです。しかし、私の行っている自費治療の説明には、説得はまったく必要ありません。逆に私は、説得しないようにすることに意識を集中しています。

「それならば、なぜお前のところでは、自費治療の患者さんが多いんだ」といわれそうですが、私は説得しなくても、治療を希望される患者さんが私のクリニックに相談にくるように「仕向けている」ので、患者さんを説得する必要がないからです。

アトランダムの患者さんに説得して、自費治療をすすめているとしたら、当然、成約率は低くなります。しかし私は、治療する気持ちの強い患者さんだけに、治療相談に応じるのですから、自然と自費の成約率も高くなってきます。成約しそうもない人、成約しない人に、いくら説明や説得しても疲れるだけです。この簡単な原則に気づいていない人がほとんどです。自費治療に関心のある患者さんかそうでない患者さんかを見分けることができる私にとっては、自費治療の患者さんを集めることはそんなに難しくないのです。

8 職人派の歯科医にこそ成功してもらいたい

断っておきますが、私は職人派の歯科医では成功できない、といっているのではありません。職人派の歯科医よりも、口の達者な歯科医のほうが、患者さんの気持ちをつかむことに長けているので、効果が目に見えて出やすい、といいたいのです。

一般的に、技術や誠意が伝わるのには、とても時間がかかりますが、それもちゃんとした手法を使っていけば、より短期間で患者さんに正しく評価してもらえることも可能となるのです。

今まできちんと技術的に勉強されている先生方が、その努力に見合うだけの評価のされ方を勉強していないがために、苦労されているのを見るのは、もともと私も根が真面目な技術屋タイプの人間だったので、どうしても胸が痛んでしまいます。

周囲の先生方よりも、よく勉強していて、抜きん出た技術があるということは、それだけでとても有利なことです。ただ〝宝の持ち腐れ〟状態であるのが、とてももったいないのです。いい技術を持っているからこそ、そのアピール方法をきちんと学ばれれば、間違いなく成功を手に入れられます。その答えは、本書に出てきます。

9 一律の評価システムの学生時代が裏目に出る

真面目な歯科医が正当な評価をされない要因は、点数がすべての評価基準であった学生時代に、無意識に植えつけられた間違った常識にある、といっていいでしょう。

学生時代は、足が速い、歌がうまい、あるいは優しい、思いやりがあるなどでは成績表の点数がつけられないので、みんなが勉強の点数をとれるものだけに目を向け、周りも勉強の点数で人を評価するなど、学業の優劣ですべてが決められていました。すべての価値観は、点数という画一的なもので評価が決まっていたのです。

その延長で、社会人になっても、技術や知識を高めれば周りのすべての人が認めてくれると、勘違いしてしまっています。とくに、歯科医になる人の多くが、学生時代に真面目に勉強してきている人たちなので、その習性が抜けきれず、技術（腕）さえよければ世間は評価してくれると考えてしまいます。開業してみれば、技術だけではなく、治療が早い・安い、院長がカッコいい、スタッフが美人だなど、患者さんは多角的な視点から、歯科医を、医院を評価しています。歯科医は一般的に真面目な人間が多く、それだからこそ、少しものの見方を変えれば、簡単に成功できるのです。

10 歯科医はプライドが高い？

多くの歯科医と接して感じることは、プライドの高い人が多いということです。プライドにも、いいプライドと悪いプライドがあると思うのですが、明らかにそのプライドの高さが邪魔をして、売上げが伸びていないと思えるケースが多々あります。

「医療というのは普通の商売とは違う」と考えることで、プラスになることがありますが、その根底に「医者は商売人より偉い」というおごりが見え隠れしていて、それがマイナスに働いているように感じます。すべての職業において、それぞれにプライドがあって当然です。そのプライドが起爆剤となって努力するから、人は伸びるのです。しかし、自分の職業は他の職業よりも偉いんだというおごりは〝百害あって一利なし〟です。

そういうおごりがあるため、他の業種から真似るアイデアがあっても、「医療は一ランク上の仕事だから、商売人のようなことはできない」という態度になってしまうのです。何も周りの人や患者さんにこびる必要はありませんが、どんな職種からであれ、いいと思えるアイデアは貪欲に盗む姿勢が必要です。今後ますます競争が激化してくれば、そうしたプライドの高い歯科医から淘汰されていくことは、火を見るより明らかです。

11

〝医療でお金儲け〟に罪悪感がある?

「医者は人のために働くものであって、お金儲けに走ってはいけない」という暗黙の了解から、広告規制などが行われてきました。しかし、医者といえども、お金がなければ日々の生活が成り立ちませんし、スタッフに十分な給料を払ったり、設備投資ができなくなります。〝武士は食わねど高楊枝〟などというように、お金を一番に考える人間は心が貧しい人間であると考えてきたため、一種の罪悪感を持ってしまうのでしょう。

そのため、道徳心・自制心の強い人ほどお金儲けが下手になってしまいます。自制心というブレーキを踏みながら、お金儲けというアクセルを踏んでも、思うような結果は出ません。周りの目を気にしない、自分勝手な人はお金儲けにまい進できますが、周りに配慮する気持ちや道徳心が強い人ほど、医療でお金を儲けることに後ろめたさを感じています。

きちんとした仕事をしていたら、お金を儲けることに罪悪感は持たないことです。ドンドン売上げを上げて、自分も周りの人も幸せにしてあげてください。「スタッフや患者さんに十分還元しているか」「将来のために自分や医院に投資しているか」「医院の資金をきちんとプールしているか」にたえず気を配ってください。

12 あなたは職人派、それとも営業派？

歯科医には技術的な勉強が好きな職人的な人と、経営的な勉強の好きな営業タイプの人がいます。今まで歯科医は、広告規制があったり、営業的なことを考えなくても、どの医院も十分な売上げを上げたので、歯科医の多くを職人的タイプの人が占めていました。

職人タイプの人は、ただ目の前の技術や知識の向上を目指せばよく、学校の延長的な勉強をしていけばいいので、ある意味、やったらやっただけの結果が出てラクなのです。しかし、その評価も患者さんではなく、同業者にしかわからないといった面があります。

一方、営業的な勉強は、学校で学んだりするわけではなく、独自のルートで勉強するか、体験的な要素が強く、その上、ある種駆け引きが必要だったりで、少しドロドロした暗いイメージがあります。技術的なことと反対に、営業的なことは同業者からは白い目で見られます。職人派が武士なら、営業派は商人というイメージでしょうか。

技術と営業をバランスよく取り入れられる歯科医は、これからも成功し続けられますが、技術的なことにしか目を向けられないタイプの歯科医は、営業的な面を誰かにサポートしてもらうか、組織の傘下に入ったほうが、自分の持ち味を生かせるかもしれません。

13 真面目にやっていれば必ず報われる

子供のころ、ウソをついてはいけないとか、真面目にがんばればそのうち報われるなどと教えられました。その教え自体を否定するつもりはありません。では、真面目に仕事をしていない人がどれだけいるでしょうか。ましてや自分が経営者になって、いい加減な仕事をしてお金だけを儲けたいと思っている人は、そんなに多くいるとは思えません。

学校の勉強でさえ、真面目にやっていても、勉強方法や暗記能力によって、不合格の人は出てきます。社会に出ると、試験に合格するための学校の勉強と違い、動きのある社会の仕組みや心理学を学び、人を使い、人の心を読むテクニックを勉強することにより、結果に大きな違いが出てきます。

たとえば、近所に長年の付き合いのある青果店や鮮魚店があって、その人たちが誠意を尽くして接してくれても、その店より半額も安いスーパーが近くにできれば、お客さんの多くは、近所の店には悪いと思いながらも、スーパーで買い物をしてしまうのではないでしょうか。中には、お金に余裕があって、値段の安さよりも、いろいろな品物の情報を教えてくれるお店を選んだり、配達してくれるお店を選ぶ人もいるでしょうが、悲しいかな多くの人は、誠意よりも、お得なほうのスーパーに流れるのが現実です。その現実をしっかり心しなければなりません。

たとえば、食堂などで、お客さんのことを考えてご飯を大盛りにしてあげたとしましょう。その際、恩着せがましく言いたくないので黙っている人と、「今日はサービスで大盛りにしたよ！」という人の店では、どちらの店のほうが、お客さんが早く増えていくでしょうか。後者の人は不真面目でしょうか。私は人間的には前者が好きですし、友達も多いと思いますが、ことビジネスに関しては、後者の人のほうが成功するでしょう。

また、真面目ないい人が女性にもてるでしょうか。たいていの場合、周りから見て「口クでもない人間」「口先だけの人間」「浮気性な人間」と思える人のほうが、案外、女性に人気があるのではないでしょうか。ビジネスで成功したり、異性に人気があることと、いい人間か、幸せかということとは別問題のような気がします。

私自身も、自分のことを〝バカ〟がつくくらい真面目な人間だと思っていますが、長い間、いつかはわかってもらえるとがんばってきました。しかし、なかなか思うような結果は出ませんでした。ビジネスは、一種のゲーム的な要素があって、駆け引きやテクニックの有無によって、結果に大きな差が生じます。長く成功していくにはやはりその人の内面的要素が大切だと思いますが、即効性を求めたい、早く結果を出して医院を安定させたい場合には、それなりのテクニックを駆使して、患者さんを集めなければなりません。

第1章

いいスタッフを採用するコツ

1 求人に際して小銭をケチるな

人は誰でもムダなことはしたくないものです。スタッフをダブらせて遊ばせたくない、辞める際の引き継ぎ期間も長すぎず短かすぎず、ムダのないことを理想とします。

しかし、ピッタリとムダのないようにしてしまうと、辞める間際にあたふたして、スタッフが補充できず困ってしまい、急いで採用したら、とんでもない人がきてしまったというようなことは、どこの医院でも経験があるのではないでしょうか。年間に支払う給与や賞与に比べたら、採用の際の費用なんてたかがしれています。

「私は30までは結婚しないの」といっていても、30歳すぎてすぐに理想の人と結婚できる人なんてほとんどいません。逆に、25歳ぐらいから、早く結婚したいといっている人で、ちょうど30歳ぐらいで結婚する人が多いのではないでしょうか。

ムダのないようにちょうどいい時期に募集したり、募集回数を決めるのではなく、少し余裕を持って採用するようにすべきです。スタッフの採用はある意味、医院の運命をかけた大切なことなので、お金などもケチらないように、多少のムダには目をつぶるようにしましょう。車のハンドルと一緒で、多少は、遊びがあるからうまくいくのです。

2 無愛想な人は採るな

無愛想な人は、笑顔を見せると損をするとでも思っているようで、感じが悪いものです。とくにサービス業についているのに、無愛想なのは致命的です。無愛想なのは、元々の性格なのか、相手になめられたらいけないとでも思っているのか、患者さんを不愉快にすること、この上ないものがあります。こういう人間は、相手によっては笑顔を見せることもあるのかもしれませんが、基本的にサービス業失格です。

無愛想なタイプの人は、そのハンディを克服すべくがんばって、人の上に立てればいいのですが、人に使われている限りは、どこで働いても歓迎されることはないでしょう。自分で自分の進路を狭めているのですから、不採用の場合が多くて、世の中への不平不満をいうだけの人間になる人もいるでしょう。たとえがんばって、人の上に立ったとしても、自分がへりくだることができない人間には、人は寄ってこないでしょう。

昔から〝男は度胸、女は愛嬌〟といわれますが、毎日職場でブスッとされていたら、それだけで院長の疲れが倍増します。医院の中は暗くなるし、患者さんも感じが悪いと思いますから、医院から遠ざかってしまいます。

3 自信満々の人間は採るな

面接だけでは、その人の性格は大まかにわかっても、仕事の実力まで知ることは不可能です。そんな時、自信満々で自分をアピールする人間がいると、「さぞ、この人間は仕事ができるのだろう」と、大きな期待をしてしまいます。

営業などのように、数字としてきちんとした形が出るものであれば、入社してからその実力を見せてもらい、それがハッタリなら歩合制で給料を低くすればいいだけかもしれません。しかし、数字として仕事の結果が出ないようなサービス業などでは、この自信には私も何度もだまされてしまいました。

自信満々の人の多くが、私は経験が何年ある、私の実力は素晴らしいなどの理由で、自分を過大に評価している場合が多いのです。だいたい、本当に仕事のできるようなタイプの人間は謙虚で、自分はまだまだ未熟だと思うからこそ、実力も伸びるのであって、自信満々のタイプで、本当に実力のある人間を私は見たことがありません。

とくに、自分の医院に合わせてもらわないといけないのに、こんなに自分に自信を持っている人間が、素直にこちらのいうことを聞くことは少ないのではないでしょうか。

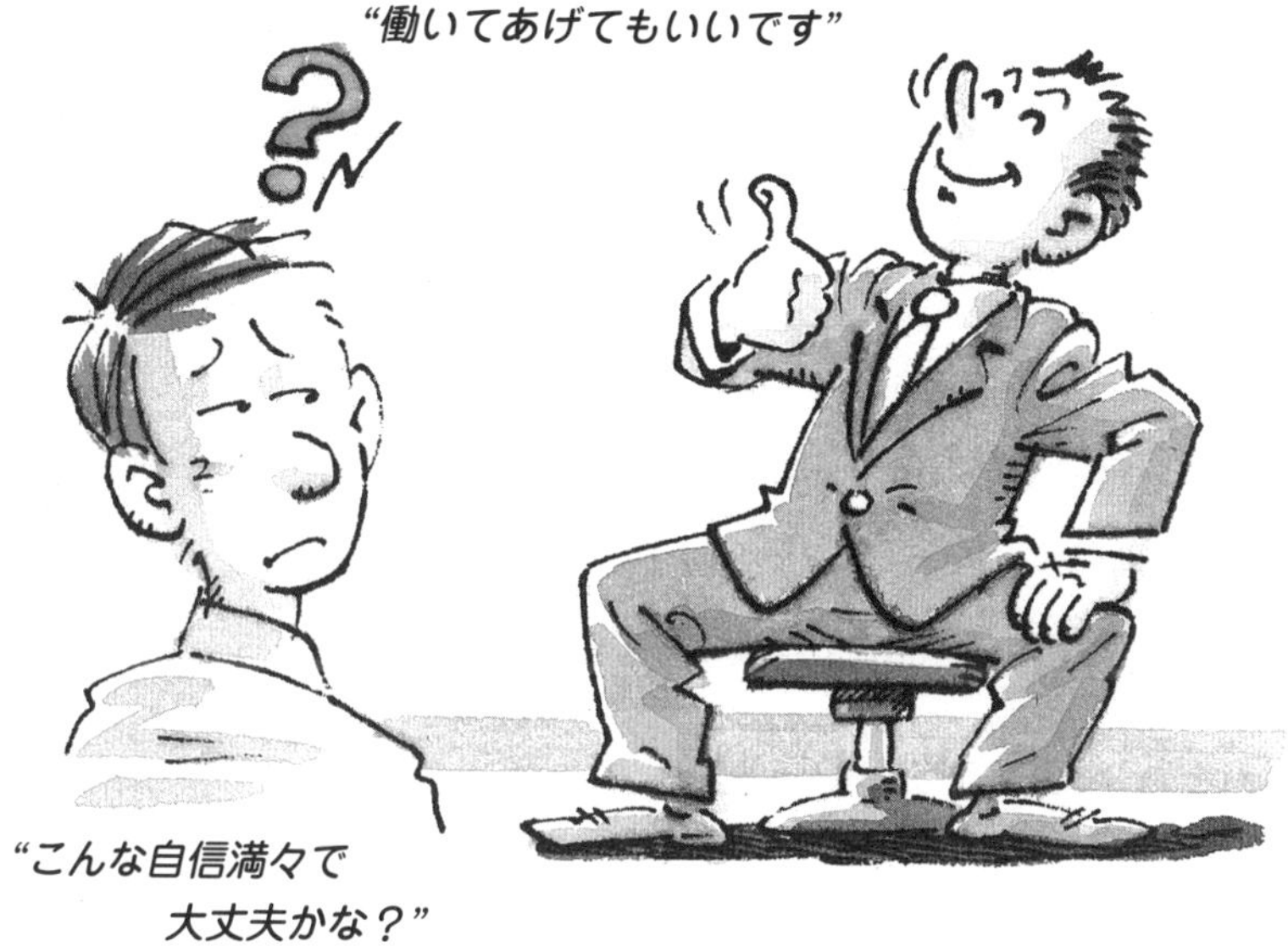
“働いてあげてもいいです”
“こんな自信満々で
大丈夫かな？”

そんなに自信があるのなら、前の院長も引き止めたはずです。

さらに、そんなに自信満々の人間をクビにしようものなら、自分のことをできる人間だと思っているのですから、不当解雇だなんだと、うるさくいうのは目に見えています。

とにかく、この自信満々の態度にはだまされないことです。謙虚さのない、自分を過大評価するような人間は〝百害あって一利なし〟というのが私の結論です。

「自分はまだまだ未熟ですので、いろいろ勉強したいんです」という気持ちが、素直に人の意見に耳を傾けさせるのです。自分は完成された人間で、ここで働いてやるよ、というような人間は、絶対、採ったら後でひどい目に合うはずです。

4 異性にだらしない人間は問題を起こしやすい

男性ドクターを雇う際には、異性問題を気にしないといけないので、私はなるべく女性医師を採用するようにしています。男性だから、必ずしも異性にだらしがないわけではないのですが、食欲・性欲・睡眠欲が人間の3大欲求といわれるように、通常の人間ならだれでもそうした欲求は持っています。異性にだらしない人間は、患者さんか身内のスタッフに対して、ちょっかいを出すことが多いので要注意です。

政治家・芸能人などの不倫や浮気のゴシップネタが後を絶たないことは、下半身の欲求を、理性で抑えることの難しさを物語っているでしょう。

入社時に、患者さんや身内にちょっかいを出すことを禁止している旨、きちんと伝えたり、そういう行為を行った場合には、辞めてもらうということを伝えておくべきかもしれません。ここでいう〝ちょっかい〟というのは、真面目な恋愛とは別のことですが、そこの区別がしづらいので、一切そういうことは社内で禁ずるというのも致し方ない場合もあるでしょう。開業場所にもよりますが、街の中心地で開業している場合には、こういう点も、一応、気に留めておくべきです。

5 親のしつけがしっかりしている人を採れ

親が厳しくて〝しつけ〟がしっかりできている人は、間違いなくいい人材になる可能性があります。お年寄りの患者さんに対するいたわり、子供に対するやさしさなど、人との接し方が違いますから安心です。仕事については、入社後の教育で、じっくり育てていけばいいのです。

最近は学校に、子供のしつけまで期待している親が多いと聞きます。しつけをしていくには、愛情・厳しさ・忍耐力など多くのことが必要で、学校の先生が何十人もの生徒に同時にできるような簡単なことではありません。

「しつけ」とは、し続けることだといわれます。子供にうっとうしがられながらも、親の責任として、愛情をもって同じことを何度も忍耐強く注意することによって、初めて身につくものです。しかし、人間というのはいったん身についたとしても、何かの拍子に悪い癖に変わることは簡単です。ですから、折にふれて親が注意していかないとダメなのです。そういうしつけがすでに身についている場合の多くは、入社してからも育てるのはラクです。

6 前職が暇な職場や、経営不振の職場にいた人には二の足を踏む

私は、暇な職場や経営的に苦しい職場にいた人を採用することには、二の足を踏みます。そういう所に勤めていたのは、その人の責任ではないのですが、体が暇に慣れてしまっていると、なかなか急にはテキパキと働けないものです。

経営不振の職場というのは、どうしても暗いムードが漂っているので、そこで働くスタッフも自然に暗くなってしまいます。そういう所で働いていた人を、改善しようと努力するよりは、明るく忙しく働いていた人を教育するほうが、断然簡単です。

それと職種や規模にもよりますが、小さな歯科医院においては、リーダー的な決断力・判断力・指導力のある人はメリットよりもデメリットのほうが多いようです。このタイプの人は嫌われ役に徹してでもリーダーシップを発揮してくれるのであれば、貴重な戦力になりますが、なかなかスタッフでそこまで徹することは難しく、得てして我の強い、目立ちたがりやのタイプで、リーダーというよりもボス的存在になってしまいやすいのです。そういう意味で、小さな医院がスタッフを採るときには、ボスタイプよりもチームワーク、協調性のある人を採用するほうが無難です。

7 高い目標を持った人間を採れ

人間には、持って生れた能力の違いがあります。頭のいい人、悪い人、体の強い人、弱い人……。能力はどうしようもできませんが、モチベーションや目標の高さによって、能力以上のことも可能になってきますから、面接では目標の高さもチェックすべきです。

プロ野球などは、ほとんど才能の世界です。しかし、多少才能に劣る人間も「自分には野球しかないんだ」「苦労して育ててくれた親を、絶対ラクにしてやるんだ」という、ハングリーな人間は、何倍も努力して成功することがあります。

学校のテストで、１００点を目指した人間は80～90点、80点を目指した人間は60～70点になり、ギリギリ60点でパスしようとした人間は40～50点で落第します。〝棒ほど願って、針ほど叶う〟という諺がありますが、願っても願っても、実際にはその何十分の一しか叶わないということです。逆にいえば、願っていないことは絶対に叶わないのです。

もちろん、目標だけ高く持って努力しない人もたくさんいますが、その目標も「なりたい」程度のものではなく、「絶対になるぞ」「何があってもなるんだ」という強いものでなければ、自分を動かすモチベーションにはなり得ないでしょう。

8 スタッフを採るなら、明るいが一番

面接の際に暗い人間は、無愛想な人間と同じで、まず入社してからも、大した戦力になることは少ないものです。以前は、面接だから緊張しているのだろうと、私もいいほうに解釈していましたが、面接で暗い人間は、入社してもやはり暗いというのが、経験的にもいえます。

明るいということは、患者さんに対しても、周りのスタッフに対しても、とても大切なことです。そもそも面接で、相手の能力や性格を把握することは難しいのですが、明るいか暗いかを判断することは、そう難しくないでしょう。

結局のところ、面接でチェックできる項目というのは限られてしまいますが、「明るい」ということは、素直さを持っていることでもあるのですから、もっとも大切な項目とするべきでしょう。

患者さんにとっても、暗く無口なスタッフに診てもらうよりは、明るくよく声をかけてくれるスタッフに診てもらうほうが、ずーと楽しいはずです。明るさは、医院の印象を大きく変える力を持っています。

9 頭の良し悪しの基準をどこにおくか

頭のいい子を採用できると、かなりストレスが少なく仕事ができます。頭がいい子は、思考回路がしっかりしていて、仕事の優先順位などが、理路整然と分別できています。仕事が忙しい時にも、何から片付けていけば能率的かを頭の中で瞬時に判断できます。

一方、忙しい時にも、いつでもできるような仕事に精を出している子を見ると、こちらがイライラしてきます。こういう能力は、口でいったり、教えても改善されません。そういう人は、普段の生き方自体が、優先順位などを考えないで行き当たりばったりです。

この頭の良し悪しを面接で判断するのは難しいのですが、1、2ヵ月一緒に働けばだいたいわかります。試用期間中であれば、本採用にするべきか、思いきって辞めてもらうか考えればいいでしょう。でも、性格的に素直であれば、頭の回転が鈍いのは目をつむるようにしています。逆に頭の良い子は、かなりの戦力になるので、給与面などでも優遇したりして、できるだけ長く勤めてもらえるように配慮しています。もちろん、頭が良くても性格が素直でなければ話になりませんが、頭のいい子には思いきってどんどん仕事を頼めるので、院長は自分の時間がより確保できてありがたく感じることでしょう。

10 採用のキーポイントは「素直さ」にこそある

以前、歯科医師の募集で、どうしても思うような人材がこなかったので、妥協してある医師を採用したことがあります。

面接では技術的なことはわからないですが、面接の時点で、人間的にいくつか引っかかった点がありました。しかし、自分の柄にもなく、何か問題があったとしても、誠意を尽くして相手を変えてみようと思ったのです。そんなに悪い人間なんて少ないだろうし、話せばわかってくれるだろうと思いました。結果は、私に砂をかけて辞めていくような形になりました。この一件以来、人の性格を変えようなどとは考えないようにしました。相手を変える努力をするくらいなら、自分に合う人だけを入社させようと決めたのです。

私は学校の先生ではないのです。学校の先生が、できる生徒だけ集めたり、えこひいきをしていたら大問題になります。しかし、塾の先生なら、自分が求める生徒だけをふるいにかけることも許されます。それは、学校は子供たちを育てる場所で、塾は結果がすべての世界だからです。塾の世界は熾烈な競争世界の中にあり、その競争に負ければ、倒産の可能性もあるので、いい加減な人間は不要で、結果を出せる人間だけ集めたいのです。

歯科医院も、教育の場所ではありません。競争社会で結果がすべての世界なのです。スタッフの人間性を変えるのは、彼らの親や彼ら自身がすることです。私とは合わなくても、他のクリニックでは重宝がられることだってあるかもしれません。それは単なる相性の問題であって、相手の人間性まで否定したくなるのならば、一緒に働かないほうがお互いのためなのです。

入社したての頃は、雇うほうも雇われるほうも、ネコを被っているところがあるものです。そんな時に反抗してくる人というのは、慣れてきたらもっと言いたいことをいってくるようになります。人を変えようと思っても無理ですから、試用期間を必ず設けるようにして、合わない人とは早めに決別したほうが、傷が少なくて済み、お互いのためです。自分と合わない人を長く雇うことによるストレスは、仕事への集中力を分散させますので、試用期間中によく見極めたほうが、後々、苦労しなくてすむでしょう。

私がスタッフを雇うときに、とくに気をつけていることは、大きく妥協してまで新しい人を採用しないということです。もちろん、誰もが望むような完璧な人ばかり採用しているわけではありません。しかし、自分の中で、絶対に譲れないところは、妥協してはいけないことに気づきました。それはずばり、「素直な人間である」という点に関しては、絶対に妥協してはいけないと思っています。素直さについては、採用後にいくらがんばっても変えることは絶対にできませんので、十分注意して面接しています。

11 採用で失敗すると、教育ではカバーできない

スタッフ教育の大切さはよくいわれることですが、教育以前に採用で失敗してしまうと、その後の教育はとても大変だと心得ておくことです。むしろ、採用で大方は決まってしまうと考えるべきです。人間にはそれぞれ能力というものがあって、教育してもそれを受け入れる器に問題があったら、いくら教育が素晴らしくても結果的には失敗に終わります。逆に、教育らしい教育をしなくても、いい人材を採用すれば自主的に育っていきます。

いい人材を採るためには、常にアンテナを張って、採用には十分なお金や時間を割くくらいの気持ちでいたいものです。とにかく、人数が足りなくて仕方ないから採用するというのは避けることです。企業は人で決まることが多い以上、問題があると感じながら入社させたのでは、その後、長い間苦労する結果になってしまうことを、肝に銘じておくべきです。

私の経験からは、人を育てるには「採用8：教育2」、もしかしたら「採用9：教育1」かもしれないと感じています。教育以上にいい人材を採用することが大切なのに、ギリギリになってあせって採用して失敗している場合が多いように思えます。

12 スタッフ増員を失敗したと感じたときは……

人生はある意味、バクチ的な要素を含んでいます。株にしても、不動産にしても、将来値上がりすると思うから買って投資するのです。スタッフを採用するときも、どこの院長も「この人は戦力になってくれるだろう」という期待を込めて決めているはずです。

増員するときは、経営的な予測やスタッフの退職など、いろいろなことを考えて、一大決心で増やすことに賭けるのです。いったん増員したら、予測が外れたからといって、簡単にスタッフに辞めてもらうわけにはいかないので、慎重にならざるを得ません。

増員に失敗すると、その金銭的な負担は経営者に重くのしかかってきます。しかし、その期間の金銭的なマイナスや失敗したという思いが、今後、院長に増員するタイミングやノウハウを与えてくれます。採用されたスタッフに罪はないし、適正人数に戻るまでは、金銭的には経営者の授業料と思って、辛抱するしかないのです。

人が多いときは辞められたら困るという心配がなく、強気の態度がとれるので、スタッフに今までより厳しい教育ができますし、スタッフが余っていると遊ばせるわけにはいかないので、患者さんを確保しようと、今まで以上に頭も体も使うようになります。

13 既往歴に人と違ったことが多い場合も要注意！

たとえば、休職している時期が長い、短期で職場を転々としている、職種が一定しないなど、自分だったらこんなことはしないだろうな、ということをしている人の採用は、考え直したほうが無難だと思います。そういう人を採っても、職場になじめず、辞めていってしまうからです。

歯科医院の求人においては、何も掘り出し物を見つける必要はないのですから、スタッフの採用にあたっては、安全・確実な方法をとるべきです。一か八かに賭けるような、「育て方によっては素晴らしい人材になるのでは……」などと考えないことです。ホームランねらいで三振するよりは、確実にヒットをねらっていったほうが賢明です。

中には、自分なりのポリシーがあって、意図的に人と違ったことをしている人もいるとは思いますが、そういう人は、無愛想な人、プライドの高い人などと同様、人の上に立ってリードしていくのには向いているかもしれませんが、使われる人間という視点から見ると、問題の多いことが出てくるでしょう。

14 人を性善説で見るか、性悪説で見るか

院長もスタッフも「信頼できる人間と一緒に働きたい」という気持ちは同じです。この信頼という言葉がくせもので、１００％信頼しなければ、それを信頼とはいわないと受け止めている人が多くいます。しかし、１００％の信頼ということは理想論で、院長はスタッフを１００％信頼（信用）しないほうがいいのです。

人間は基本的に弱いもので、置かれている状況が変われば、人はどうにでも変わります。「遊ぶお金」ほしさに人のお金を盗んだりすることは、ほとんどの人はしないでしょうが、何日もひもじい思いをしていて、飢えを感じるぐらい「生死」に関わる状況になれば、たいていのことは理性よりも欲望のほうが、勝ってしまうのではないでしょうか。

ほとんどの人間は悪魔のささやき（欲望）よりも理性のほうが勝るけれども、ちょっとした手抜きや、自分の中でこれくらいはいいかと思うことは、体調や気分によって、理性が働かなかったり理性が負けてしまうことは日常茶飯事なのです。その人が、基本的にはいい人か、悪い人かは判別できますが、99％信じてもあとの１％くらいは疑っている自分の存在が、院長としては必要なのです。

15 歯科衛生士を募集する際の心得

院長の関心は、診療・経営（売上）・スタッフの三つですが、時にはこの三つが大きな悩みの種になります。最近は、その中でも大きな悩みとなっているのが、歯科衛生士募集に関することでしょう。

今日、歯科衛生士学校は3年制・4年制になってきていますから、しばらく新しい歯科衛生士は減少し、歯科医院は増加する一方なので、歯科衛生士不足は加速します。

歯科衛生士の求人状況は、プロ野球の新人補強に似ている気がします。お金のある人気球団の巨人・阪神・ソフトバンクには有望な選手が集まり、資金的にも厳しく、人気のないパリーグや広島などは選手集めに大変苦労しています。年間のチーム成績でも、やはりいい人材の入る球団は、常に上位に位置しますが、人材補強の難しい球団は常に下位に低迷しています。

民主主義社会での自由競争である以上、この現実はいかんともしがたいものです。実は私は、生まれ故郷が広島で、広島カープにはぜひともがんばってもらいたく、心から応援をしてはいるのですが、悲しい現実を毎年つきつけられます。コツコツ育てた選手が、金持ち球団にＦＡで引き抜かれていく事実は、見ていて哀れにもなり、悲しくなってきます。そういう意味で、一昨年のロッテ、昨年の日ハムの優勝は本当に立派だと思います。

歯科の世界でも、コンスタントに優秀な歯科衛生士を採用できるところはほんの一握りであって、90％以上の歯科医院では1人の歯科衛生士を採用するのにも、四苦八苦しているのが現状です。とてもいい人材を選ぶなんてことは、夢のまた夢のようなものです。

しかし、現実は現実として、できる限りのことはしていかなければなりません。求人募集でもひと工夫したり、ＨＰ、ハローワークなどをはじめ、採用には常にアンテナを張っておき、少しでもいい歯科衛生士が確保できるようにしていくしかありません。その際に、歯科衛生士だったら多少の欠点は目をつむるというような態度ではなく、思うような歯科衛生士がくるまでは、きちんとした歯科助手でやっていける体制をとるべきです。

私にも経験がありますが、歯科衛生士という資格に目がくらみ、人間的に問題のある人を採用して、後々何年も後悔している歯科医をたくさん見てきています。問題のある歯科衛生士を雇うぐらいなら、性格のいいきちんとしている歯科助手のほうがいいという考え方をするほうが、ないものねだりでストレスになるよりはプラス思考です。

歯科衛生士を採れるように、常にアンテナを張っておくことは重要ですが、歯科助手だけでもやっていける体制をつくっておくことも、これからの時代には必要なことかもしれません。

16 採用するなら経験者か未経験者か

人に何かを教えるということは、とても疲れることです。相手の覚えが早ければ、それでも教えがいもありますが、同じことを何度もいったり叱ったりすることは、いうほうもいわれるほうも、精神的にとてもストレスになるのです。

教える側としては、このストレスを避けたいために、経験者を採用したいと思うのは当然のことかもしれません。しかし〝急がば回れ〟という諺があるように、得しているように見えることが、長い目で見れば大きな損をしていることが多いものです。

経験者は一見教えることが少なく感じますが、前の職場の経験が長いほど、そこでのやり方が頭に残っていて、新しい職場のやり方にうまく適応できなかったり、前の職場のやり方を新しい職場に持ち込もうとしてくる人がいます。その上、経験者には変なプライドがあることも多く、素直に新しいやり方を受け入れることが難しいこともあります。

その点、未経験者は勤めた経験がないわけですから、変なプライドも、先入観もなく、入った医院のやり方になじみやすいのです。卒業間近の人や新しい仕事に情熱を持っている意欲的な人は、果てしなく伸びる可能性がありますが、プライドの高い経験者は、仕事に対する情熱や向上心よりも、どうやってラクをして、給料をもらおうかといった〝手抜き〟の考えが頭を占めるようになってきます。

もちろん、経験もあって、仕事に対する情熱や向上心があればいうことありませんが、そういう人たちを、前の職場の院長も簡単には手離さないでしょうし、本人も辞めない場合が多いでしょう。

本当に仕事のできる人というのは、謙虚で自分ではまだまだ未熟だという意識があるから、もっとがんばらなくてはという気持ちになり、実力もついてきます。しかし、自分で仕事ができると思っている人は、プライドだけ高くて客観的に見れば並であったり、あまり戦力になっていない場合も多いのです。

ただし、意欲的な未経験の人を雇うときに注意しなければならないことは、いいお手本となる上司がいるということです（できれば複数）。「がんばれば、この人のようになれるんだ」と思えなければ伸びません。すぐに追いつけるレベルの人しかいなければ、未経験者なのに、その仕事自体をなめてしまいます。

いいお手本がいない職場では、できる経験者を雇って、その職場のレベルを少しずつ上げていくことを考えるべきです。経験者にとっても入ってすぐ、上の扱いをされれば気持ちもいいでしょう。しかし一方で、その人のレベルがその職場の最高レベルになってしまうので、人選にはかなりの注意が必要です。

17 すべてのことは必然的に起こっている

歴史に「〜たら」「〜れば」はない、とよくいわれます。自分のことでも、あの時あれをしていれば、と考えればきりがありません。

面接でも、この子を採らずにあの子を採っていたらと考えると、もう一方の子がよく見えることもあります。しかし、その人を送り込んだのも、その人を採用したのも、はじめからそうなるようになっていたのです。少し宗教がかった考え方になりますが、見えざる力（ここでは神様と称しましょう）が、いい人をあなたの会社に送り込もうと思えば、それは簡単なことで、いい人を送り込んでくれます。

しかし、あなたにそのいい人を見抜く力がなかったり、その人を使い切る能力がなければ、神様がせっかくいい人を送り込んでくれても、まったくのムダになります。

「いや自分の所の面接には、ロクな人間を送り込んでくれないぞ」と不満の声が聞こえそうですが、それは神様がその人たちから何かを勉強しなさい、将来いい人を送り込んだ時に、その人の価値を十分に認識するために、今はその人を通じていろいろなことを学びなさい、という意味かもしれません。

もし初めから、いい人ばかりを採用できていたら、その人たちの本当の価値を認識できるでしょうか。人間は弱いもので、ついついいい気になって振る舞いが横柄になり、威張ってしまうものです。もし相手がひとクセもふたクセもある人間なら、その何倍にもしてあなたを攻撃してきます。ですから、ある時期には失敗から学ぶ経験も必要なのです。

開業当初に、今一歩の人を採用して、身にしみて痛い目にあうことで、面接も真剣になり、いい人に対しての接し方や思いやりも出てくるのです。一度も病気をしたことのない健康体の人は、健康であることが当たり前で、歳をとってから少しの病気などにも、すぐにガクっとくるのと似ています。そういう人より、若い時に一度大病を経験して、健康の大切さがわかっている人のほうが、健康に気をつけて長生きするといわれています。最近では「無病息災」でなく、「一病息災」といわれるくらいです。

初めから売れるアイドルより、苦労して芽が出た人のほうが、仕事に対する心構えが違うのは当然なのです。仕事への情熱や真剣さも違い、息の長い活動ができます。誰だって、本当は苦労なんかしたくありません。しかし、人間は苦労して痛い目にあわないと身につかないようになっているのですから、初めに苦労したほうがいいのです。

思うような人材がこない時は、今の自分にはこの人で何かを学べということだと謙虚に受け止め、自分が向上したときに、いい人材がきたらその人を十分活用できるように、今は準備期間だと前向きに考えるべきでしょう。

18 スタッフの採用はトップがやるべし

院長はすることが多く、一つでも、他の人に代わって行ってもらうと助かるし、大きく伸びていくためには、他の人の力を借りなければ不可能です。しかし、他の人に任せていいことと、任せてはいけないことがあります。

その代表が求人の最終決定で、これは院長が行うべきです。なぜなら、人の採用は注意しすぎても、しすぎることはないくらい大切なことだからです。

相手がいい人か、悪い人かの問題だけではなく、医院にとって有益かどうかも大切になってきます。それに、人の採用は経験に則って行うことが多いので、医院の中で一番痛い思いをしている院長が行うのが、一番失敗も少ないのです。

大きな会社のように、人事担当の職がある場合ならまだしも、小さな医院で、人の採用経験があまりない人に決定権を任せると、その人に人を見る目が育つまで、失敗を繰り返すことになります。新しい人を入れるということは、医院にとっては、社運がかかっているぐらいの気持ちで行わなければなりませんから、それくらい大切なことは、院長自らが行うべきです。

第2章

スタッフとどう付き合っていくか

1 人件費が経営を圧迫する

歯科医院にとって、経費の中でもっとも頭が痛いのは人件費です。仕事の量に対して働く人数がギリギリの場合に、患者さんが増えれば仕事を断らないといけないし、スタッフが休むと、医院が機能しなくなってしまいます。

経営には、攻める時期と守りの時期があります。会社が一挙に伸びようとしている時には、攻撃的に投資し、社員を増やしていくことも大切です。しかし、いったん伸びが止まってくると、今度は逆に今までの社員が重荷になってきます。心の中では「お願いだから誰か辞めてくれ～」と叫んでも誰も辞めず、経営を徐々に圧迫していきます。

今日のように変化が早く、先を予測することが難しい時代には、人を増やして売上げを上げるより、守りの姿勢でいざというときに備えてムリ、ムダを省き、万が一に備えて石橋をたたく経営を選択する医院が多いでしょう。攻めるタイミングと守りのタイミングを判断するのが、経営者の責任ではありますが、今の時代には、守りが大半を占め、好機にだけ攻めるという慎重な行動が大切です。同業者や患者さんにカッコがいいとか見栄でスタッフを増やすようなことだけは慎むべきでしょう。

2 スタッフあっての医院なのだ

奥さんがいなければ何もできないくせに、威張り散らしているダンナがいます。「給料をもらってきているんだ」「誰のおかげでいい生活ができていると思っているんだ」というおごりが、そういう態度をとらせるのかもしれません。それが定年と同時に離婚されて、自分で何もできないことに気づいたときには、後の祭りです。

院長によっては、きちんとスタッフにいい給料を出していたり、いい労働条件を提供しているかもしれません。そもそも、基本的には、働いてくれる人がいるから医院はやっていけるのです。院長だけいても、医院は機能しないのです。

何もスタッフに対して、必要以上に「働いてもらっている」と卑屈になる必要はありませんが、医院が大きくなり、スタッフが増えてくればくるほど、院長はワガママにもなれるし、「辞めたきゃ辞めていいんだよ」という態度を露骨に出すこともできます。

〝実るほど、頭を垂れる稲穂かな〟ではありませんが、経営者は偉くなればなるほど、医院が大きくなればなるほど、自分で自分を戒めなければついつい天狗になってしまい、医院や自分自身を間違った方向に向けてしまうことを心するべきでしょう。

3 スタッフが辞めたくない魅力をつくる

スタッフを入社させて教育し、せっかく戦力になって、これからという時に辞めていかれたという話をよく聞きます。とくに勤務医の場合、将来的に開業を考えているので、この医院から得るものがないとなると、さっさと辞めていく可能性があります。スタッフも魅力のない職場ならあっさりと辞めて、他の職場に行ってしまいます。

ひと言で魅力のある職場といっても、それは人によって考え方が違います。ですから、あなたがいいと思うことを、医院にドンドン取り入れていって、一つでも多く魅力のある職場にしていくことが、スタッフを長く勤務させるために大切なのです。たとえば、給与が周りの医院より少し高い、スタッフ同士の人間関係がとてもよい、休みが多い、有休がきちんと取れる、勤務医として得るものが多い、勤めやすい……など。

魅力のある職場と、甘やかして自由にさせることとは全然違います。スタッフが勝手にダラダラして長くいてもらっても、医院にはマイナスです。私は、自分の医院を辞めて他に勤めた時に「やっぱり前の医院のほうが勤めやすかったな」「前の医院のほうが勉強になったな」などと、後悔するであろう医院でありたいと思っています。

4 経営者がわがままになる理由

院長をはじめ経営者というのは、気難しかったり、ワガママに見えるものです。なぜなら、すべての舵取りを自分の判断で行い、他人に惑わされない自分の意見というものを、確立して生きていかないといけないからです。

院長が何か新しいことをやろうとすると、スタッフや家族も反対する場合がほとんどです。そんな時に、素直に周りのいうことを聞いていたのでは、何事も始まりません。周りが賛成するようなことほど、ありきたりで大した結果が望めません。経営者は、周りの人すべてが反対しても、自分が正しいと思うことは、それを遂行しないといけないのです。その分、失敗した時には、すべての責任は、当然、経営者が取ることになります。

周りに反対されても、経営者の判断で遂行して成功すればするほど、経営者は自信が出てきて、強く頑固になっていきます。いつも反対するスタッフや家族などが、バカに見えてきて、自分の考えだけを信じるようになります。これには一長一短があり、自分の考えがしっかりしていて、周りに惑わされない強い経営者になっていきますが、周りの普通の人間からすると、他人のいうことに耳を貸さない頑固者に映ってしまうのです。

5 トップは矢面に立ってスタッフを守らなければならない

親が体を張って子供を守るように、院長も体を張って社員やスタッフを守らなければならないのです。

院長はいい思いもできる代わりに、大変なことも多いのです。人間関係は難しく、いろいろな人がいて、利害がからむと、自分を守ろうと攻撃的になってくる人もいます。自分の命まで取られることはまずないとしても、命を取られても守り抜くぐらいの姿勢がなければ、社員も安心してついてこないでしょう。

医院において、そういった姿勢を見せるような場面になることはそう多くはありませんが、患者さんからのクレームがあったときに、院長が知らん振りをしていたらどうでしょう。上の人間はどういう態度を取るのだろうと、興味津々でスタッフは観察していることを忘れないでほしいのです。

スタッフのことよりも、自分の保身だけを考えているような院長だとわかれば、スタッフは安心して働けなくなり、いつかは去っていきます。それは、勝つ、負けるということが問題なのではなく、スタッフを守ろうとする気持ちが大切なのです。

6 経営者と社員とは似て非なるものである

経営者の注意することを、素直に受け入れる社員は少ないでしょう。それは、親の意見を素直に聞き入れる子供が少ないのと同じことです。社員からしたら、社員なりにそれまで一生懸命生きているのでしょうから、自分の考え方を素晴らしいと思い、それなりに自信を持っていることでしょう。経営者から見た見方と、社員から見た考え方には、とても大きなギャップがあるものなのです。

子供が大人になって、親のいっていた意味がわかるように、社員も自分が管理する立場になったり、それなりの人生経験を積んできたら、経営者のいっていた意味が理解できてきます。15歳の子供には15歳の子供の言い分があり、それは50歳の親からしたら、こんな当たり前のことを何でお前は理解できないんだといいたいところです。しかし、自分も15歳の時には、今の50歳の考え方はできなかったはずです。ですから、今はわからなくても、いつかオレのいったことがわかる日がくる、と思いながら諭すしかありません。

どうせ話したってわかるわけがないと、諦めるのではなく、相手がわかってもわからなくても、院長として正しいと思うことはいい続けるのが経営者としての仕事なのです。

7 「いいよ、いいよ」が医院をつぶす

スタッフは雇われているのですから、基本的に院長の指示に従うのは仕方のないことでしょう。指示に従えなくて、何かもっと、自分の思いどおりにできる仕事をしたいのであれば、不満のある医院を辞めて、他の医院に移ってもらうしかありません。

一般的に、スタッフの意思や主張が通ることは少ないのが大半です。ですから、スタッフの中には、主張できることは、少しでも自分に都合よく事が運ぶように、持っていこうとする人間もいます。とくに開業したてや、スタッフの立場が強い医院では、非常識ともとれることを平気でいってくるスタッフもいます。

それが院長からすると、「医院のことも考えずに、自分のことだけ考えやがって」と感じて頭にくるのです。経営者である院長とスタッフでは立場が違うのですから、お互いにいいと思う方向が違うことは多々あります。したがって、院長はスタッフの申し出や提案があったときに、すぐに「いいよ、いいよ」というのでなく、「考えておくよ」といったん突き放すことも大事です。

スタッフの働きやすい職場にすることは大事ですが、スタッフの自分勝手な行動を容

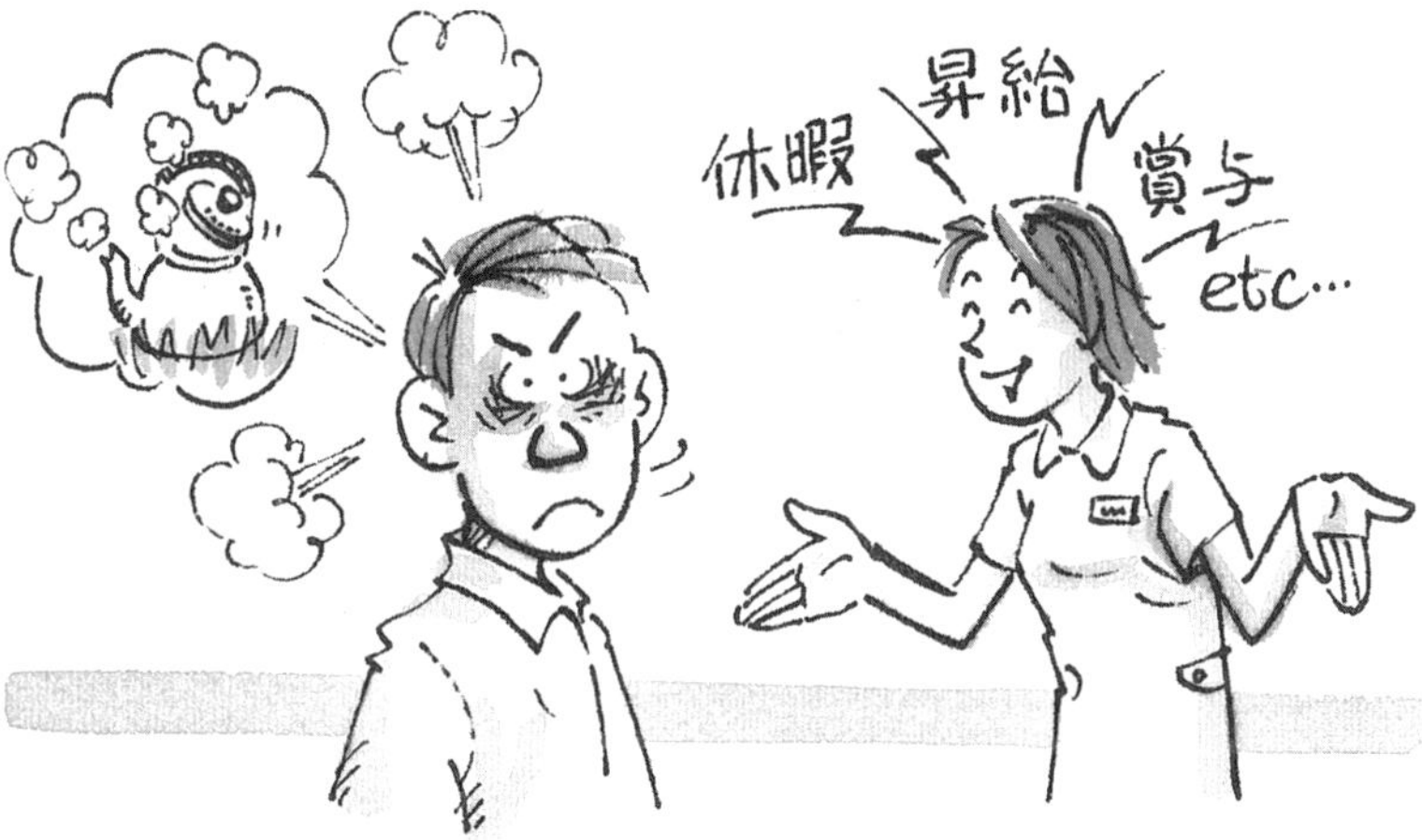

認していては、医院は簡単に傾いていくことを肝に銘じておくべきでしょう。

といって、院長がスタッフの自分勝手な主張に、いちいち腹を立てていたのでは体が持ちません。ある程度は立場が違うのだから仕方ないと割り切り、その上でダメなものはダメといえばいいのです。親と子供の関係と同じで、子供は悪気があって「あれを買って」「これがほしい」といっているわけではないのだと考えれば、少しは気がラクになります。

子供は何でもほしがるものなので、親はそれを「人のお金だと思いやがって」などと腹を立てていたら、とても滑稽なものです。といって、子供のいうことをすべて聞いていたら子供になめられるし、子供のためにもならないでしょう。スタッフが何かムリな要求をしてきた場合には、ダメなものはダメだし、きちんとした理由を説明できるときは説明して、こちらの考え方を示すいいチャンスです。

8 与えすぎるのも考えもの

私はスタッフには、なるべく休みと給料は多く出すべきであるという考えで経営を行ってきました。それによってスタッフの定着率などの向上、売上げの上昇と好結果もついてきて、その方針に間違いはないと確信を持っていました。しかし、そこには大きな落とし穴があったのです。休みと給料を多く出すことによるデメリットも見えてきました。

小さな医院で、スタッフも少人数、医院の経営も順調で右肩上がりの時には、この方針に間違いはないと思います。これが、スタッフの数が増えてきたり、経営が芳しくないときは大変です。医院としても耐えていかないといけませんが、スタッフが多いと、患者さんはいないのにスタッフだけ余っていて、おまけにそのスタッフたちに、相場より高い給料を払っているとなれば、医院へのダメージが大きくなってきます。

経営的に順調な時に、その資金をプールしておいて、不況時に備えないといけないのです。それは院長1人で、利益を横取りしているわけではないのです。必ずやってくる不況時に対応できるようにするために、好調な時にこそ資金的な準備をしておくことが大切になってくるからです。

9 上の人間がまず初めに何かを与えなければならない

前項と矛盾するようですが、〝ギブ＆テイク〟とは、先に与えてその後に見返りを期待するものです。しかし多くの人は、与えたのに返ってこなかったら損じゃないかと思い、「先に何かを与えてくれたら、その恩返しはするよ」という気持ちになりがちです。

スタッフに対しても「一生懸命働いてくれたら給与を高くするよ」「忙しくなったら、給与を上げてもいいよ」「仕事ができるようになったら、賞与を出すよ」などと、相手が最初に変わることを期待していたのでは、なかなか物事は変わっていきません。

確かに与えたことがムダになったり、与え損ということは多々あることです。しかし、そもそも投資というもの自体がそういうものなのです。株にしても何にしても、先に投資してもムダになってしまうことはいくらでもあります。

今の状況を変えたい、スタッフにより戦力になってほしいと思うならば、院長が先に何かを与えるべきです。それは「お金」「休み」などの目に見える条件だけではありません。スタッフへの褒め言葉でもいいですし、スタッフへの思いやりの対応でもなんでもいいのです。先に自分が変わろうと意識する気持ちを持つことが大切です。

10 スタッフの意識を変えていくのは院長の仕事

親の目線からすると、子供のいう理屈や考え方の多くは、間違っているといっていいか、浅はかで甘い考え方の場合がほとんどでしょう。それは、生きてきた年季が違うのですから、当然なことといえば当然です。スタッフも同様です。

スタッフは、年齢も若く、人生経験も乏しいからスタッフなので、トップと同じ場数を踏んで、きちんとした考え方を持っていれば、自分で経営者になっているはずです。今のあなたも、院長としていろいろな困難を乗り越えてきたから、今のような考え方や取り組み方ができるようになってきたのではないでしょうか。

スタッフは、自分も大人だと思っています。しかし、院長からすれば「いい大人が子供のような理屈でしゃべるな」といいたくなることでしょう。大人だと思うから頭にくるので、医院にとっては子供と同じで、自分が言い聞かせながら、成長させていくしかないと覚悟するべきです。人の教育は、とても大変な作業ですが、あなたが採用したスタッフなのですから、根気よく教育していくしかないでしょう。一朝一夕にはスタッフの意識は変わらないものですから、院長には時間と根気が必要になるのです。

11 昇給・降給は細かいほどいい

昇給は年に1回、賞与は年に2回、しかも昇給は必ずアップというのが社会通念でしょう。しかし、毎年必ず売上げが上がるわけでもなく、スタッフの仕事の能力が毎年アップしているわけではないので、必ず昇給する約束はできない時代になってきています。

一般企業でも、働きに応じた年俸制の導入をする会社が増えてきています。1年で昇給するシステムですと、昇給直前だけ忙しくても、1年間ずっと忙しかった錯覚に陥ったり、昇給後は「どうせしばらくは給料は同じだ」という甘えが出てしまうこともあります。

そもそも年に一度の昇給というのは、終身雇用と、右肩上がりの給与ということが前提にあり、年に何度も給与を上げたくないという企業側の思惑があってのことです。理想をいえば、毎月、変動タイプで、今月の売上げと経費を差し引いて、これだけ出ますという、院長とスタッフが危機感を共有できれば、医院は伸びると思います。

しかし、こういうやり方は、院長にとっても経理が面倒だし、社員にしてもいい月はいいが、来月の給与がわからない不安が出てきます。できれば、給与の見直しは6ヵ月ごとが妥当かもしれませんが、なるべく簡単な給料体系にするのがベストでしょう。

12 スタッフを活性化させる簡単な方法

①削ったメタル代はスタッフにあげる

患者さんから除去した補綴物の金属を回収して、換金した代金はスタッフに還元してあげましょう。私のクリニックでも、削った金属の破片を、無造作に捨てるスタッフを見て、「人のお金だと思ってムダにしやがって」と頭にきていました。人のお金だと思って雑に扱う気持ちに対して腹が立ったものです。

そこで、削った金属片を業者が回収してくれた金額は、ボーナスとしてスタッフに分配することにしたら、スタッフも大切に扱うようになりました。スタッフのお金と思えば、たとえスタッフが無造作に、金属片をゴミ箱に捨てても、院長として腹が立たなくなるのです。

院長としたら、貴重なおこづかいのようなお金ですが、どうせ元々なかったものだと思えば、スタッフが物を大切にして喜んでくれれば、十分元は取れていると思います。すべて渡すのがイヤなら、全額とはいかなくても、たとえ半額や3分の1でもスタッフに還元すれば、スタッフは金属片を大事にしてくれるでしょうし、こちらのイライラも

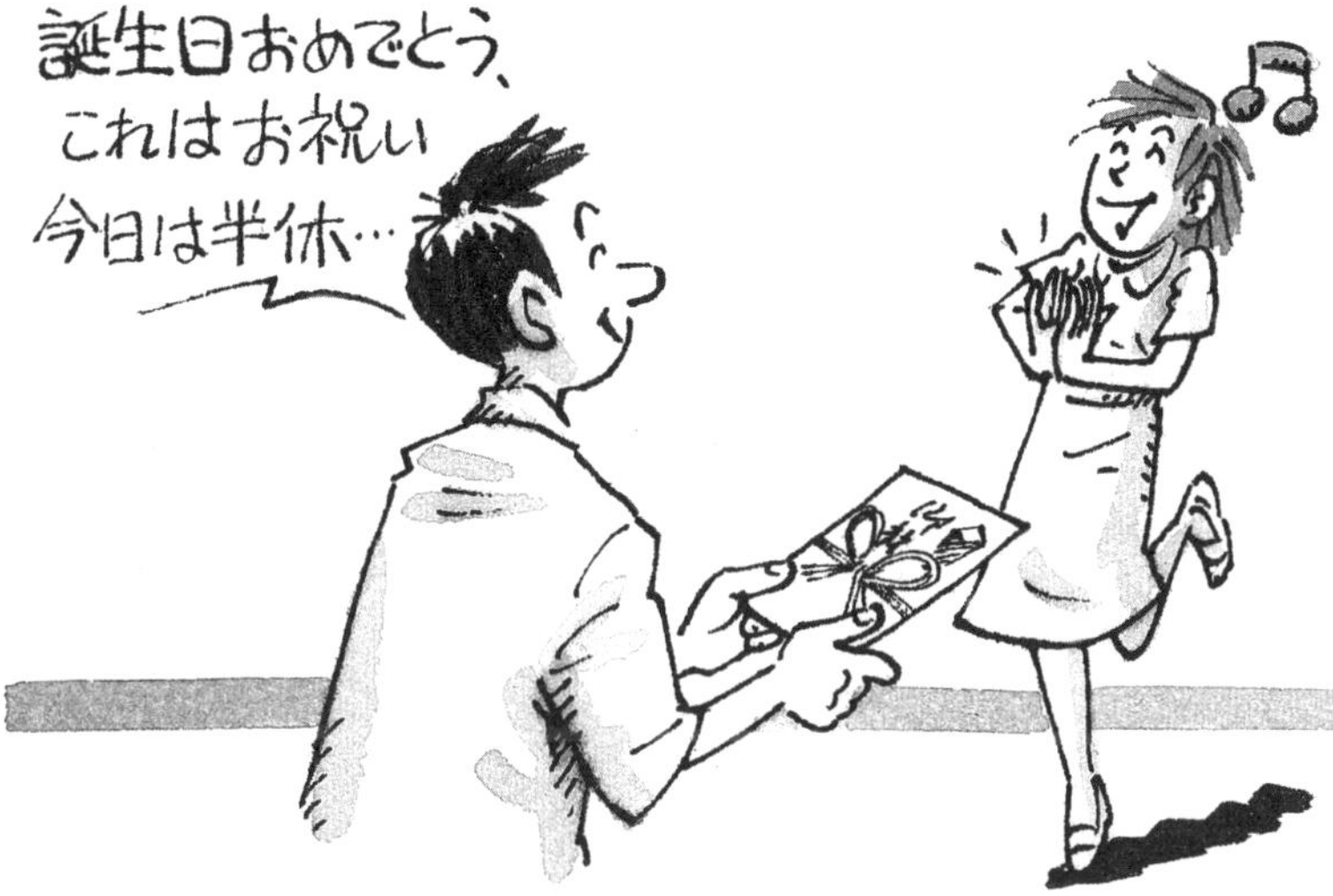

解消されます。

②誕生日休暇と金一封

当クリニックでは、スタッフの誕生日には半日休みをあげています。休暇を1日あげられればいいのですが、半休と誕生プレゼントとして5千円をあげています。スタッフも多くなり、毎年プレゼントを考えるのも面倒なので、一律5千円にしていますが、これはかなり好評です。

以前は、お金ではなく、食事会を開いていましたが、スタッフが多くなると、毎月のように食事会をするようになり、誕生日会というよりは単なる飲み会という感じになり、有り難みがなくなるのでお金を渡すことにしました。

こういうことは、周りがやっていないことをやるから珍しく思われ、「家族からもいい職場ね」といってもらえるので、スタッフの定着率を上げるためにはとてもいいことです。

13 いい人間関係はつくるのは大変、でも壊すのは簡単

人間関係なんて、今現在いくらいい関係であっても、明日以降のことは誰にもわからないものです。毎日ラブラブで愛し合っていたカップルが、大ゲンカをして別れる時にののしりあったり、お互いに思いやりのかけらもなくなってくるのはよくあることです。

今までいい関係だったスタッフに対して、会社の経営状態が芳しくないので、減給させてくれ、ボーナスカットさせてくれといおうものなら、多くのスタッフは不満をいったり、中には辞めていく人間も出てくるでしょう。

人間関係は、築き上げるのには時間がかかるのに、壊すのは簡単なのです。ですから、いい人間関係ができたとしても、それに甘えることなく、壊れやすいということを頭に入れて、適度の緊張感を保ちながら、相手のことを思いやっていくべきなのです。

ガラスの製品は壊れやすいからといって、飾って使わないのは馬鹿げています。壊れやすいことを知っていれば、プラスティックより慎重に、気をつけて使います。人間関係は、いったん出来上がったからといって雑に扱わず、ガラスのように繊細なんだと思いながら接していけば、結果的にいい関係が長く続くものです。

14 言いにくいことを言わなければならないのがトップだ

トップは、いい結果が出ている時はいいのですが、ほとんどの場合にはスタッフからの嫌われ役です。仕事の注意、解雇の決定、ボーナスの希望額とのギャップ、給与の減額など、たいていのことは言いにくいことばかりいわなければなりません。

スタッフのいいようにさせていたら、医院が同窓会の集まりになり、ただ単に楽しい職場となってしまいます。船の舵取りである院長が方向を指しているのに、周りの人間は「私だったらこっちに行くのに」などと責任のない立場で、適当なことを考えています。きちんとゴールにたどりついた時だけ、この人のいっていたことは正しかったんだと、初めて認めてくれるものなのです。

あなたは、院長という経営者になってしまったのですから、スタッフの目など気にせず、自分が正しいと思うことをいったり、やっていけばいいのです。どっちみち、良くも悪くも責任をとらされるのは、トップであることには変わりはありません。「いつか、彼（女）らにもわかる日がくるかもしれないし、一生、彼（女）らにはオレの立場が理解できないかもしれない」と、ひとつ上のレベルから考えていくことです。

15 言わないことは伝わらない（とくに女性スタッフ）

人間は言葉で意志の伝達をはかります。「言葉で言わないと伝わらない」ということと正反対に、「以心伝心」という言葉があります。

長い間夫婦をやっていますと、奥さんの家事などに対して、いちいち感謝の言葉は照れくさいので、とくに「ありがとう」とかいった言葉は出さなくても、妻には伝わっているだろうというのが、大方のダンナ方の気持ちでしょう。一方、妻のほうは、感謝の言葉もなく、自分のことをお手伝いさんぐらいにしか考えていないのではないかという疑念・不安・怒りのようなものが心の中にあり、言葉でいってくれないので、積もり積もって、喧嘩のきっかけになったりするのだと思います。

歯科医院であっても同じです。男性と女性では同じ人間でも、考え方・感じ方などが全然違っていると思うべきです。スタッフにしても、時々いわれる「ありがとう」「うまくなったね」「助かっているよ」という言葉で元気が出ることは多いはずです。とくに男性の院長は、女性スタッフに対して、恥ずかしがらずに「ありがとう」と感じた時はコトバで伝えましょう。「言わないと伝わっていない」と、心に留めておくことです。

16 スタッフとの「駆け引き」で大切なこと

「駆け引き」と聞くと、どうしても悪いイメージを意識してしまいますが、人間は生きている以上、意識的にしろ、無意識的にしろ「駆け引き」しながら生きているのです。面接で入社したいと思うときは、実際の自分よりも良く見せようとするのも「駆け引き」ならば、少しでも流行っている歯科医院のように思わせるのも「駆け引き」の一種です。

「駆け引き」の成功の秘訣は、相手に「駆け引き」と気づかせないことです。スタッフに危機感を持たせようと「このままでは、辞めてもらうことになるよ」といくら口でいっても、そこに真実味がなければ、「駆け引き」としていっているのがわかってしまって、スタッフは危機感を持たないでしょう。

逆に、辞めるつもりのない社員が「もう少し給料を上げてくれないと辞めます」という言動を、駆け引きでいってきても、「辞めれるものなら、辞めてみろ」と開き直れますが、本当に辞めるつもりで行動しているとき、戦力として大切な人間ならば、残ってもらうために、昇給もやむなしとなる可能性も出てきます。「駆け引き」する際には、きちんと理屈にかなっていて、「駆け引き」と気づかせないようにすることが大切です。

17 「褒める」と「厳しく」のバランスを

現代ではマスコミ等でも、人は褒めて育てるべきだという意見が強くなっていますが、それを信じて痛い目にあっている人を何人か見ています。世の中は何らかの結論をほしがるもので、子育てや教育についても、とにかく白か黒かの決断をしたがりますが、すべてのことにおいてケースバイケースがあるのです。

昔の日本では、子供や部下は甘やかすと子供や部下のためにならないからと考え、厳しく叱って育ててきました。それが今では、平和な世の中で少子化もあって、子育てもおだてて、褒めて育てるのがいいように思われています。褒めて育てるのがいいというのは、10のうちで6か7ほめて、残りの4か3はしっかり厳しくしなさいよという意味なのに、10全部を褒めて育てるべきだと勘違いしている人が多いようです。

スタッフを指導する際にも、褒める割合と叱る割合は、院長の人間性によって差が出てきます。院長が体育会系の厳しくすることが得意な人間ならば「人は褒めて育てるべきである」系の本を読んだり、意識的に褒めることを取り入れて、褒める割合を少しずつ増やしていけばよいでしょう。しかし、人ともめることが苦手で、部下に注意することもできないような人間が「褒めて育てる」ことばかりやっていたのでは、完全にスタッフになめられてしまうのです。そういう人は、意識的に叱る部分を多くしていくべきで、自然の流れに任せていたのでは、それこそ10か９褒めるようになって、院長としての役割を果たせないダメ指導者になってしまうのです。あなたがもし、叱れない院長ならば「人は褒めて育てるべきだ」などという考えに惑わされずに、スタッフは「厳しく育てる」ということを少し勉強しながら、バランスをとっていかなくてはいけないのです。スタッフが育たなければ、それは医院にとっても痛手となるからです。

叱ることができないのなら、一生人の下にいるのも仕方がないかもしれません。人の上に立ちたいとか、子供をきちんと育てたいのなら、嫌々でも叱るようにしないとダメです。叱るのが楽しい人なんかいません。叱るのは、上司や親の仕事です。叱ることによって、当然、自分も相手も嫌な気分になります。しかし、一時的に意気が沈もうと、その後相手は同じ過ちをしなくなり、教育できているとなれば叱ったかいが十分あります。

あなたが叱らなくて、スタッフの誰が叱ってくれるのですか。その場で叱らなかったばかりに、それが尾をひき、後で大変な問題になってしまう可能性もあります。〝これくらいはいい〟ではダメです。お互いにストレスにならないように、その場で叱るのがベストです。褒めることができない指導者は多少許されますが、必要な時に叱ることができない指導者はその任務を果たすことができないと考えるべきです。

18 小規模な医院のスタッフレベルが低いわけ

私の経験からも、クリニックの規模が小さい時には、スタッフのレベルが低かったものです。ギリギリの人数の時は、本当にスタッフに勤めてもらっているという感じで、何かあって注意する時にも、へそを曲げて辞められたら困るから、スタッフの顔色を見ながら注意しているので、緊張感のないクリニックになってしまうのです。

スタッフが増え、少しは余裕のある体制になると、そういう卑屈な感覚はなくなり、院長としていうべきことをいい、クリニックのレベルも上がってきます。もちろん、院長の性格によって、ギリギリの人数でも怒れる人と、人数的に余裕ができても注意できない人はいますが、一般的には人員的に余裕がない場合には、なかなか厳しくはできないものです。急に辞められたら困る状況では、院長も注意しにくいし、スタッフもそれを察知していて、足元を見てすぐにプーとふくれたりしがちです。もちろん、常識があってきちんとしたスタッフもいますが、そういう人に限って結婚退職が早くきてしまったりします。

今、ギリギリの人数のスタッフで苦労している院長は、スタッフに余裕が持てるようになれば、必ず今よりもいいスタッフが育ちますから、あと少しがんばってください。

19 必要以上にスタッフの言動に目がいくときは、他に目を向けよう

スタッフのする細かいことが、いちいち目についたり、イライラする時は、ほぼ間違いなく、経営的にうまくいっていない時です。経営的に順調な時は、スタッフの多少のミスや細かいことは「まあいいか」と許しているはずです。

自分がパンを10個持っている時は、一つぐらいあげてもいいと思いますが、パンが2個に減ってしまうと、1個をくれといわれても必死になって取られないようにします。同様に自分に余裕がある時は、他人にも優しくしてあげられますが、自分に余裕がなくなってしまうと、自分の不運・不遇を他人のせいにしたくなってしまうものです。

スタッフが明らかに問題児なら別ですが、実際には合格点の人にさえ、自分に余裕がない時には、必要以上に小言をいってしまいます。必要以上にスタッフに小言をいったり、イライラしても、スタッフのやる気を失わせるだけでけっして経営的状況は好転しません。

自分の目がスタッフのほうに向きすぎている場合には、意識的に経営本来の方向に目を向け直すことです。自分の方針が間違っていたり努力不足なのを、スタッフのせいにして責任転換していないか、今一度考えてみることです。

第3章

集客のための院長の心得

1 集客能力は開業医の必要条件

開業後数年間は、若くて体力も気力もあるのに、患者さんがきてくれないので、そのエネルギーが不平不満に変わったものです。働く意欲はあるのに、患者さんがこないため働けないというジレンマに陥り、他の医院へアルバイトに行ったこともあります。

この時、患者さんを治療するということ以上に、患者さんを集めるということの難しさに初めて気づかされ、いくら働く意欲があっても、患者さんがいなければ、何も仕事ができないのだと、当たり前ながら思い知らされました。それまでは、歯科医師という職業は体力勝負で、来院される患者さんを治療していき、治療技術や治療速度を上げていけば、売上げも自然と上昇するものだと信じていたので、患者さんがいない、働きたいけど働けないという状況になって、一体どうしていけばいいのか途方に暮れたものです。

勤務医や研究者として治療に専念し、治療技術の向上だけを考えることは許されても、患者さんを呼び込めない人は経営者として失格であり、今日では開業医にはなれない時代になってきています。学校では教えてくれない患者さんを呼び込む能力を、自分で習得していかなければ生き残っていけないのです。

2 商売の基本はその商品のメリットを知らせること

商売の原点はその商品を知らせること。その商品がどんなに優れていて、それを買って使うことによって、どんなメリットがあるのかをお客さんに知らせることです。

お客さんに知らせていない商品は、この世に存在していないのと同じことです。お客様は、自分の知りうる情報の中でベストの物を買うのです。この世に存在する物の中のベストの物を買うわけではありません。お客様の選んだ商品のすぐ隣に、もっといい商品があったとしても、その商品のことを知らせていなければ、誰もその商品には手を出しません。それはお客さんの責任ではありません。知らせていない人間の責任なのです。

歯科医院ではこの傾向がもっと顕著です。自医院が何に特化していて、どんな点が優れているのかを、患者さんに知らせなければ選ばれることはありません。患者さんは、口コミやＨＰなど、限られた情報の中でベストだと思える歯科医院を選んで通っているのです。もっといい治療・サービスをしてくれる歯科医院があったとしても、その情報を知らない患者さんは、その歯科医院を選びようがないのです。自医院の特長を、とにかく一つでも多く、患者さんにアピールしなければ、その特長は存在していないのと同じです。

3 商品を売るのではなく、悩みを解決してあげること

「この商品が安いですよ！」という広告では、他社の安い製品が出てくれば負けます。しかし、悩んでいる時に、その悩みを解決する物を提供できれば、相手は喜んでお金を払います。物を売ろうとするのではなく、相手の悩みを解決できるものを売るのです。

患者さんに対しても同じことです。「このメタルボンドは、金を使っているので10万円です」という説明をしている方が多いのではないでしょうか？　患者さんは「金だから何なの……？」と思っています。ですから、金を使うことのメリットや優れた点を十分説明しなければ、患者さんは納得してくれません。

あなたが野菜や果物を買うときに、「キャベツの効用」の説明がある場合と、何にもない場合では、効用を書いてくれているほうが買いやすいし、買って得した気分になりませんか。商品自体は同じ物なのに、それに価値をつけることを付加価値といいます。

付加価値をつけるためには、あなたはその商品の勉強をしないといけませんし、自分だったらこういう説明をされたら買いたくなるという、心理学も勉強しなくてはいけません。価格で勝負するのが嫌なら、知恵を絞るしかないのです。

4 患者さんの立場になって考える

「相手の立場になって考える」なんてほとんどの人は、耳にタコができるほど聞かされてきました。しかし多くの人は、自分の考えを相手に押しつけている場合が多いのです。たとえば、患者さんへの説明で「デンチャー」「補綴」「歯根膜」などの用語を使うような歯科医は、相手の立場に立った説明をしているとはいえないのです。患者さんに説明しているのに、歯科医同士にしている説明に近い場合が多々あります。

患者さんに説明する場合に、自分の説明を聞いているもう1人の自分がいなくてはいけないのです。もう1人の自分は、歯学部に入る前の高校生か中学生の自分です。「ホテツ?」「テツって鉄か?」と思う幼稚な自分が説明を聞いていなくてはいけないのです。

私は歯科の本を読む時に最低でも2回は読みます。1回目は歯科医として読み、2回目は患者さんとしてこれは教えてほしい、知っておきたいと感じる箇所はないかという視点から読むのです。私が原稿を書く時も、必ず患者さんの立場で、わかりやすいか、誤解されないか、共感してくれるかを考えながら読み返して文章を書き直します。患者さんになり代わって書いたり読んだりするから、読みやすい、わかりやすいといわれるのです。

5 患者満足——あなたがしてほしいことを患者さんにすること

来院された患者さんが、満足して帰られたかどうかは、院長としてはとても気になることです。かといって、全員に感想を聞くわけにもいきません。人それぞれ考え方に違いがありますから、全員に満足してもらうことは不可能です。ではいったい何を、どこまでがんばればいいのか、それを判断する基準は何かと考えれば答えは簡単です。「自分が患者だったらしてほしいこと」をしてあげることです。

あなたが患者だとして、いろいろと話しかけてほしいタイプなら、患者さんに話しかけてあげればいいでしょう。取って付けたようなお世辞なんかいわなくていいから、診療に集中してほしいタイプならば、一生懸命治療説明をしてあげればいいのです。人にはそれぞれ、自分に合ったやり方というものがあるのですから、他人がうまくいっているからといって、自分には向いていない方法を真似しても、けっしてうまくいかないものです。

自分がしてもらって嬉しいと感じることは貪欲に患者さんにしてあげて、自分がされたくないことは敏感につかみ、患者さんにもしない——これを繰り返しているうちに、あなたの感性と似た患者さんが集まってきて、あなたや医院のファンになってくれます。

6 マーケティングとはコツコツと手を打つこと

セミナーにおいてマーケティングの話をするとき、歯科医の先生方から「こうすれば必ず儲かるというノウハウを教えてほしい」というような雰囲気をヒシヒシと感じます。

「目に見えて売上げが上がる方法を知りたい」という歯科医の気持ちはよくわかるのですが、私のマーケティングに対する考え方は、もっと地道なことを積み重ねることにあります。一つひとつの方法でその効果を実感するというよりは、一つひとつの積み重ねによって、振り返ってみれば大きく伸びていることを実感すべきなのです。

もちろん、一つのトライで大きな成果が得られることもありますが、これはたまたま出たホームランのようなものです。そういう一発逆転的なホームランを狙うよりは、派手さはなくても、コツコツとヒットやバントでつないでいくほうが、得点できる確率は高いのです。一つのトライで大きな成果を期待していますと、それが不発だった場合に、精神的なショックが大きいのですが、一つひとつの実績を積み重ねている感覚の場合には、そのうち大きな成果が出るだろうという期待から、ショックも少なく、努力が続けられます。勉強も経営も、すべて「コツコツ」積み重ねるのが成功のコツです。

7 サービス業としての心構えをもつ

①落とした器具は拾うな

治療中に器具を落としたりすることがありますが、患者さんは、何か落としたことに気づいたら「まさか落とした物を使うつもりではないだろうか」「使わないにしても、拾ったその手で治療を続けるのではないか」などと、神経質に見守っています。

歯科医院でそんなことをするはずはないのですが、あらぬ誤解はできるだけ避けるために、落とした後の行動には十分な注意が必要です。

代用の器具を取ってくるか、落とした物は治療が終了するまでは拾わないか、どうしてもその治療に必要な器具や補綴物の場合には、歯科医はけっして拾わずに、アシストしている人間に拾わせて、滅菌ルームに行って超音波洗浄器にかけるか、アルコールや水道水で念入りにきれいにすることで、大げさなパフォーマンスを見せる気配りが必要です。実際の消毒がどうこうという問題ではなく、患者さんの不安を取り除くためのパフォーマンスが大切なのです。

②何か物を落とした時に、大きな音をたてたら「失礼しました」と謝る

チェアに横になっている患者さんは、タオルで目を隠されていたり、目をつぶっている場合が多いので、その分、耳が敏感になっています。

そんな時、いきなり物を落として大きな音をたてれば、作業している人間の何倍も大きく感じ、びっくりするものです。他人を驚かす行為をしたら、謝るのが礼儀でしょう。きちんとしたレストランなら、スプーンやコップを落とせば「失礼しました」と謝ります。たとえ患者さんがびっくりしなかったとしても、「よく教育されているスタッフだな」と感じてくれますから、大きな音をたてた時は、必ず「失礼しました」と謝ったほうが得なのです。

③診療中の患者さんからの電話の問合せは筆談で

患者さんからの電話で、補綴物が外れたとか痛いといった問い合わせがあり、受付が治療中の院長に確認にくる場合は、その治療中の患者さんに悪いイメージを抱かせないように、メモ用紙やノートに書いて持ってこさせるべきです。

仮に他院で行った治療や抜歯などで、自医院とは関係ない治療の場合であっても、「外れた」「痛い」という言葉をスタッフが院長に告げているだけで、それを聞いている患者さんは「この医院はうまくないのかも」という悪いイメージを抱きかねないからです。逆に、患者さんがいい状態ですというような報告は、わざと聞こえるようにいわせるのは、心理効果・宣伝効果も高いものです。

8 堂々と他の歯科医院をすすめる

人間はあまのじゃくなもので、人から「するな」といわれると無性にやりたくなったり、逆に、どうぞ自由にやってくださいといわれると、かえってやらなかったりします。

治療相談の際に「ぜひ、当医院で治療してください」というすすめ方よりも、自分の医院のメリットを十分お話しした上で、「他の歯科医院にもいろいろあたってみてから、決められることをおすすめします」という表現をすれば、逆に「ここに決めよう」ということにもなりやすいのです。とくに、治療費の高くなる自費治療を相談している患者さんの心の中は、「どこかに決めたいけれど、どうやって決めようか」と悩んでいます。その際に大事な要素となるのが、その先生が自信満々かどうかということなのです。

「他の医院でも相談されたほうがいいですよ」といえる歯科医はなかなかいません。患者さんがこのひと言をいえる歯科医に出会うと、「何だ、この自信は?!」ということになり、気持ちが大きくその医院へと傾きます。患者さんが少ない、売上げが低い医院で、このひと言をいうのはとても勇気のいることですが、逆に流行っている医院にしかいえない言葉だと、患者さんは判断してくれるから、とても有効なひと言となります。

9 集客の勉強法――異業種の成功例に学べ

「歯科技術は教えてくれるのに、何で患者さんの集め方は学校で教えてくれないの」と、私に聞いてきた歯科医がいますが、大学の先生は研究が本業であって、自分で人を雇ったりした経営感覚がないので、経営者としては大学生と知識的には同レベルなのです。

それに、学校で教えても皆が同じことをして集客することになると、その手法はありふれたものになってしまい、目新しくもないので大きな成果は期待できません。人は目新しいから注目してくれるのであって、皆がやっている広告や宣伝には見向きもしません。

ですから、同業者の成功事例をただ真似していたのでは、それはアッという間に広まってしまい、新鮮味もなく、寿命の短い集客法になってしまいます。それよりも、他業種で成功している事例を自分なりにアレンジしてみることが大切です。それは、他者のものを参考にしても、自分なりのアレンジをしているので、そう簡単には同業者に真似されて広まったりはしないからです。

異業種を参考にして、いいものは自分なりにアレンジしていく能力は、使えば使うほど磨かれていきますので、けっして周りが真似したぐらいで負けることはないのです。

10 患者さんに気に入ってもらうことと信頼されることとの違い

開業してからの数年間、私は経営を軌道に乗せるために、いろいろなことを試みました。歯科医療もサービス業の一つなのだから、患者さんに気に入られようと、水商売の人たちがやっているようなサービスも取り入れたりしました。

たとえば、会話した内容は問診表の裏に書き留めて、患者さんとの会話が何ヵ月後でもわかるようにしたり、患者さんにおべっかをいったりして、気分よくなってもらおうと一生懸命努力しました。歯科医院は、美容院からサービスを勉強すべきだと思い、治療の合い間に、なるべく会話を持つようにもしました。本当に患者さんの機嫌をとっているという感じで、とにかく気苦労が多く疲れました。しかし、そうしたからといって、必ずしも、その患者さんが知人を紹介してくれるというわけではありませんでした。

当時は、顧客満足とは、いかに患者さんに気に入ってもらえるかということだと信じていました。しかし、患者さんの多い今では、私はこんな努力は一切していません。なぜなら、患者さんに気に入ってもらうことと、患者さんから信頼されることとは、まったく関係がないと気づいたからです。

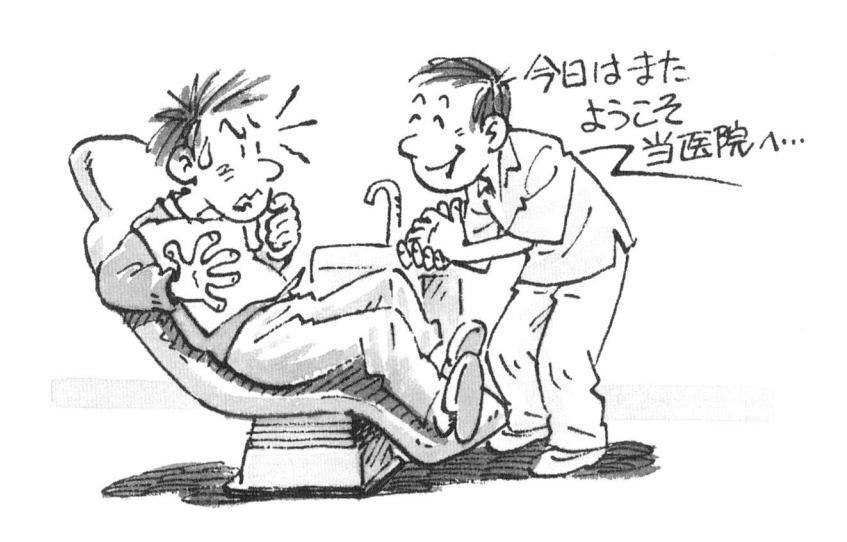

患者さんは、私に治療をしてもらいに来院しているのであって、私と世間話をしようと思って来院しているのではありません。私がおもしろい冗談をいうよりは、私の実績を一つでも説明して、安心させてあげることのほうが大切なのです。院長として必要なのは、患者さんに気に入ってもらうことではなく、患者さんから信頼されることです。患者さんから、どうすれば信用してもらえるかに知恵を絞るべきです。

異性に対してもそうですが、相手に気に入られようとすればするほど、相手はその人を軽く見て、信頼関係は築けないで、逆にバカにされてしまいます。

歯科医院において、医師が患者さんから軽く見られれば、とても治療しにくくなってしまいます。患者さんに気に入られる努力ではなく、信頼される努力をすることが大事です。

11 集客経路を多岐にわたるように張り巡らす

従来、歯科医院の集客方法は、看板や電話帳を見てとか、口コミによって紹介されて来院されると相場は決まっていました。しかし、歯科医院が増え、看板の意味が薄れ、口コミも減ってくれば、当然患者数は減ってきます。ですから、集客方法の間口を広げ、多岐にわたって集客していき、安定した患者数と売上げを確保することが大事になります。

私のクリニックでいえば、集客方法として、ホームページ、書籍、広告、口コミなどが大きな柱となっています。ホームページの中でも、ヤフーのＳＥＯ対策、オーバーチュア、ＨＰ広告に分かれ、書籍もプレゼントなどで使用し、広告もいくつかの媒体に分けて効果を比較しています。

集客経路を多岐に分散させることは、リスクを分散させる効果もあります。今なら、ホームページによる集客が一番効果的かもしれませんが、ホームページにのみ力を入れていると、ヤフーのＳＥＯ対策が変更されたり、他の歯科医がオーバーチュアに流れ込んできたり、何らかの原因で集客効果が激減したりすると、一瞬にして医院が傾き始め、あわてふためくことになってしまいます。

12 インターネットの出現で新患の流れが一変してきている

インターネットの出現は、歯科医院の集客状況を一変させようとしています。今までは、看板、口コミや近所だからという理由で、通う医院を決定していたのが、インターネットの出現によって、多くの情報が患者さんに与えられる世の中になり、日本中の歯科医院がライバルになり得る状況になってきました。

これまでのように、患者さんが、近所の限られた歯科医院の情報しか持ち合わせていなければ、その中でいいと思われる医院か、通いなれた医院に行くしかなかったのです。しかし今後は、医療における広告規制もどんどん緩和されてくるでしょうから、ライバルは隣近所の歯科医院だけではなく、広範囲にわたる歯科医院と競っていかなければならないのです。

逆にいえば、患者さんからいいと支持される医院だけが、広い範囲から患者さんを集めることができ、一人勝ちすることができるのです。患者さんを失う立場の医院になるか、一人勝ちする立場の医院になるかで、これからの時代の風を向かい風にするか、追い風にするかが決まってきます。

13 成功への秘策——宣伝と広告

患者さんの多い歯科医院にするために、ハードの部分にばかり力を入れている人がいます。医院の内装を豪華にしたり、待合室を広くすれば、患者さんが増えると思っているのです。多くの患者さんは、建物や内装の良さで治療を受ける医院を決めたりはしません。

仮に見た目の良さや、内装のきれいさなどで歯科医院を選択させようとするなら、絶対に真似できない圧倒的な資金力で、他の医院との違いを見せつけることです。そうすれば少しは話が違ってきます。ただ、そんなことをしても、後の返済が大変になるだけです。

要するに、見た目や内装に凝っても、それは歯科医院に通いはじめればわかることであり、まずはどうやって患者さんに、自分の医院を選んでもらえるようにするかが、一番大切なことなのです。それには、豪華な医院である必要はまったくありません。大切なことは、きちんと衛生管理をし、医院内を常に清潔にしておくことです。

たとえば、どんなに小さなクリニックだったとしても、「タレントの○○が通っている歯医者さん」という噂を聞きつければ、「○○が通っているような歯医者さんだったら、一度行ってみようか？」と関心を持つ人が多くなります。

　また、どんなに駅から遠い立地条件の医院でも、「テレビで紹介されたクリニック」と聞けば、「腕がいいからテレビで紹介されたに違いない」と考え、わざわざ遠方からでも、通ってみようと思う人がでてきます。これは「パブリシティ」という広告の一種で、媒体に無料で取り上げてもらう活動です。そのためには、日頃からマスコミ関係者と接触を持ち、情報提供していく必要があります。

　いずれにしても、新たに自分の医院に通ってもらうためには、まず医院の特長を知ってもらうことが大切です。建物や内装に大金をかけるぐらいなら、その分、有効な宣伝や広告にお金を費やすべきでしょう。今後は歯科界も競争が激しくなり、黙っていても患者さんがきてくれる時代から、歯科医が積極的に宣伝や広告を行い、攻めの経営をしていかなければならない時代になってきています。広告・宣伝媒体の研究は欠かせません。

　とくにインターネットの普及により、自分の医院をネットの世界で大々的に宣伝できる時代なのです。ちゃんと自分の〝医院の売り〟はなんなのかを知ってもらわなければ、患者さんは他の医院に取られてしまいます。経費として使えるお金が限られている以上、より費用対効果のあるものにお金を投資していかなければいけません。何に投資するのが有効で、何がムダなのかの判断は、ひとえに院長先生の経営センスにかかってきます。これからは、医療技術とともに営業的な面にも目を向け、日々勉強していかなければ取り残されてしまうでしょう。

14

HPや広告で〝患者さんからの声〟が有効なワケ

インターネットの時代を生き抜いていくためには、隣近所と競うレベルから、広い商圏において競っていける力をつけていく必要があります。そのホームページ・広告などに掲載して一番効果的なのが「患者さんからの声」です。この「患者さんからの声」によって、その医院に対する信頼と大きな安心を獲得することができ、新規の患者さんの多くは、安心してその医院の門をたたくことができるのです。

ほとんどの歯科医は、一度来院してもらえたら、自医院の良さがアピールでき、誠意や丁寧な治療をわかってもらうことができると考えています。しかし、この「一度来院してもらえればわかってもらえる」と思うのは、どの歯科医も同様だということは、いったんどこかの歯科医に行ってしまった患者さんは、簡単には他のところへ行くことはないということでもあります。

言いかえれば、患者さんの気持ちを、自分の医院にどうやって仕向けさせるかということが、勝負の分かれ目になるといえるでしょう。

まだ見ぬ新規の患者さんを、自医院に吸い寄せる大きな武器になるのが「患者さんから

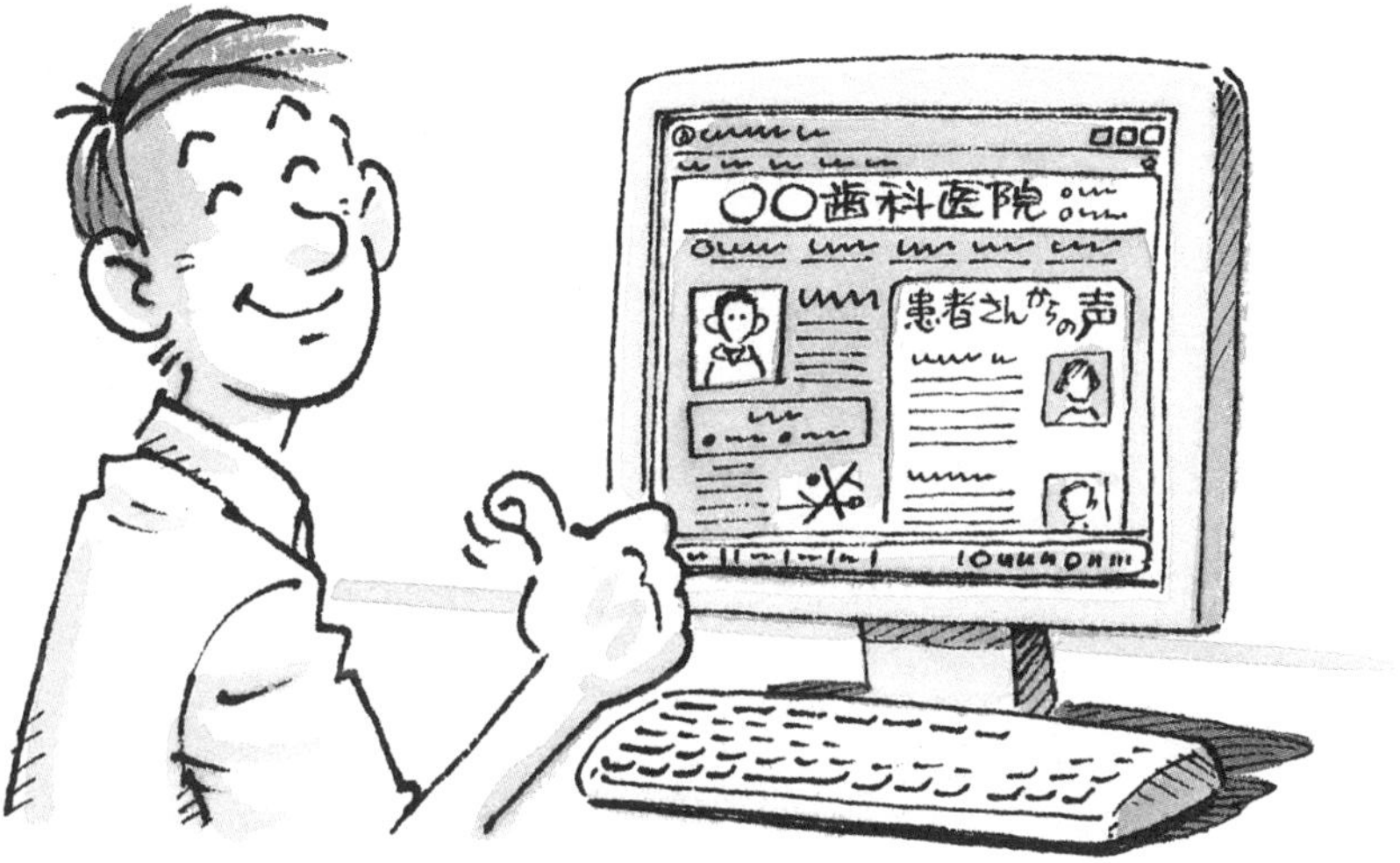

の声」なのです。患者さんにとって、一度も行ったことのない医院は、すべて同じレベルの状態です。

そこで、すでに通われている「患者さんからの声」があれば、その医院に行ったことがなくても、どんな医院なのかを、頭の中で擬似体験できることになります。

とくに、その医院や院長について、いいことが書かれている患者さんの声が載っていれば、その医院や院長への期待値も大きく上昇し、気持ちの中では、ぜひこの医院に通ってみたいという感情がわいてくるはずです。

したがって来院された時には、飛び込みの患者さんと違って、すでに歯科医と患者さんの間には、大きな信頼関係が築かれていて、治療がしやすかったり、いきなり自費治療になるということもあり得るのです。

15 「患者さんからの声」をどうやって集めるの？

「患者さんからの声」の効果はよくわかったが、待てど暮らせど、感想文をわざわざ送ってくれるような、貴重な人が出てこないというのが本音でしょう。

患者さんとしても、心の中では「いい歯医者さんだな」と思っていても、面倒な感想文までは、わざわざ書く気にはなれないものです。といって、あなたがじっと待っている間にも、ライバル歯科医院では、「患者さんからの声」を集めているかもしれません。

それならば、喜びの声をただ待つのではなく、書いてもらえるように、医院のほうから仕向けていかなければなりません。その方法にはいくつかありますが、インターネットを利用するのが、とても有効になってきます。

感想文を書くのは面倒だけど、若い人はメールを打つのにはそれほど抵抗がなくなっているので、「当院のご感想をメールでお聞かせください」ということを待合室に貼ったり、リコールはがきに書き足せば、何人かは患者さんの声を投稿してもらえます。

それでもなかなか感想文が集まらない場合には、何かプレゼント作戦に出るのです。「感想文を書いてもらえたら〇×プレゼント中」という趣旨のことを、特定の患者さんにお願いするか、あるいはリコールはがきや院内新聞で告知する方法もあります。矯正、インプラントなど大きな自費治療においては、多少のキックバックをしてでも、「患者さんからの声」を集められれば、今後の集客への大きな武器になります。

さて、ここで「患者さんからの声」について、読む側の気持ちを考えてみますと、まず「本当に、この文章は患者さんが書いたものなのか、医院の人が適当にねつ造したものかどうか」を、見破ろうとしていると思って間違いないでしょう。

ホームページや広告というものは、売り手側が一方的に、自分の宣伝をする場所ですから、多くの方は99％いいことしか書いていないと、冷めた目で見ています。ですから、ここで「患者さんからの声」がウソっぽくて、医院がつくったものであったりすると、一挙に信用を失って、絶対に来院されることはないでしょう。逆に考えれば、決定的な悪口ではない程度に、少しは悪い意見も混ぜておくほうが、読む側としては真実味が出て、「こんなことまで掲載して、真面目な医院だな」と、好印象をもってもらえます。

なお、その内容が本当に患者さんのものであることを証明する一番確実な方法は、実名で掲載させてもらうことです。年齢・職業なども、その人を限定できる内容にしたほうが、信憑性は上がってきます。人の書く文章には、ある種の特徴があり、同じ人間がいくつかの患者さんの声を書いたりすると、わかる人にはわかってしまいますので、逆にウソっぽい医院というレッテルが貼られてしまいます。

16 HPでの集客はこれから当たり前だが……

前述のように、インターネット時代の主役はホームページです。歯科医は、日々の診療で忙しいので、HPをつくるのも大変ですし、ましてつくったHPを更新するのも、なるべくならしたくないと思っているでしょう。とにかく、自由になる時間の少ない歯科医にとっては、なるべく少ない労力で最大の効果を発揮したい、というのが本音です。

これからの時代の集客方法は、HPの活用なしには考えることはできません。私の二つのクリニックでも、40〜60％の新患はHPを見てきています。ですから、患者さんに自分の医院を売り込む方法として、HPを魅力あるものにすることはとても大切です。

ここで気をつけないといけないのが、HPの更新やブログなど、HPにかかわる時間を多く取りすぎることによる弊害です。HPに時間が割かれすぎると、歯科技術の勉強に割く時間、新しい知識を取り入れる時間など、コンピュータではできない、人間の脳を鍛え、将来の自分へ投資する時間が大幅に減ってしまいます。HPの有効性に気づいた人は、当然、このツールを最大限に利用しようと考えますが、HPはあくまで集客の一つのツールであって、HPさえ完璧にすればすべてがうまくいくというものではありません。

17 広告では期待値を上げ、来院時には修正する

　患者さんが少なくて経営的に大変な時には、患者さんを集めたくて、誇大広告のような説明をしたり、多少無理なことでも「できます」と返事をしてしまいがち。基本的には、治療前に患者さんに期待をさせなければダメですが、期待が大きすぎると治療後に患者さんの不満が生じ、トラブルになりかねません。そのはざまで院長は悩んでしまいます。

　もしボったくるつもりであれば、とにかく初めの期待値を上げることだけ考えればいいのですが、まっとうな仕事をして、治療後に患者さんに喜んでもらいたいと考えるのであれば、期待値を上げすぎて、後でショックを受けるようなことは避けるべきです。

　医療の場合、広告規制がありますので、期待値を上げる方法はＨＰによるアピールなど、ある程度限定されます。しかし、この段階で大切なことは、具体的な治療方法の期待値を上げることではなく、イメージとしての期待値を上げておくことです。患者さんが治療相談に来院されたときには、現実の治療以上に期待されている点をきちんと説明して、正当な期待値まで修正しておく必要があります。それで納得してもらえたら、治療に取りかかればいいのです。

18 大きい態度でいい人と、相手に合わせる態度をとるべき人

「お客様は絶対である」というのが、商売の世界では常識となっています。果たしてそれは本当でしょうか。お客さんの中には、クレームをいって、条件を自分によくしようとしたり、相手の足元を見て無理難題をいってくる人もいます。

売り手のほうが弱い立場だから、買い手に従うしかないのでしょうか。たとえ足元を見られても、それでも売れたほうが儲かると思ったり、これが売れないと生活に困るとかであれば、お願いしてでも買ってもらうしかないでしょう。

デビューしたての歌手、売れない芸人などは、ギャラは少ないどころか、タダでもお願いしてテレビなどに出演させてもらうしかありません。不動産や車の販売でも、その店にとくにアピールするものがない場合は、買い手の言い分に合わせていくしかありません。こういうタイプの売り手が大きい態度をとっていては、誰もそこで物を買わなくなります。

しかし、自分の店や商品、自分自身に付加価値のある人間は、大きい態度をとったほうが、相手の見方も変わってくる場合もあるのです。

その典型が、お客さんを待たせることはとても失礼なのに、待ってでも食べたいと思わ

せるラーメン店です。「これだけ人が並んでいるのだから、すごく美味しいに違いない」と勝手にお客のほうがいいように解釈してくれるからできるのです。

お客さん（買い手）のほうが、商人や物を勝手に高く評価している場合は、売り手は大きい態度というか、堂々とした態度、嫌なら他に行ってくれという態度でもいいのです。

売れているタレントは、取材などきてくれなくてもいいという態度をとっていても、レポーターのほうが勝手に取材にきます。テレビ局などでも、本人が希望しなくても、相手方から「ぜひこの番組に出演してください」「ギャラはいくらでも出します」といってくることになるのです。

ここが駆け引きになってきますが、自分の状況を客観的に判断し、相手がこの商品をどうしてもほしがっている時には、堂々とした態度で接し、商品や自分に付加価値もなく、他と比べて何も特長のない時は、極力買い手に満足してもらうようにがんばって、いつの日にかは、自分の付加価値をつくれるように努力しなければ成功はないのです。

歯科医も同じです。自分の治療技術やブランドに自信があったら、堂々として患者さんに対応すればいいのです。自分の付加価値がそこまでいっていないのに、態度だけが大きかったりしたのでは、患者さんは離れていってしまいます。付加価値が低い時は、患者さんに満足してもらえるように、一生懸命勉強や工夫して、付加価値を高くする努力をすればいいのです。

19

患者さんを逃がさない法——接触回数を増やす

歯科医は保険請求の関係上、何度も患者さんを来院させます。これは患者さんの不満の原因の一つですが、うまくやれば、患者さんを固定客にする大きなチャンスとなります。

男女の間では一目ぼれということもよくありますが、多くの場合には何度も何度も会うことによって、情もわき、気がつかなかったいい点を発見することができて、より親密な関係に進展していきます。ただし、はっきりしない不自然な理由で接触回数を増やそうとすると、相手からストーカーのように思われて、逆に嫌われてしまいます。

今の歯科医院の多くは、このストーカー行為をしているといっていいでしょう。患者さんは、なぜスケーリングのために、何度も来院させられるのかを納得していません。根治しかりです。歯科医や保険の都合などは、患者さんにとっては関係ないのです。「スケーリングは一度で終えることはできますが、患者さんのために何回かに分けて治療しているのです」という説明がきちんとできれば、患者さんは喜んで来院されます。

患者さんと末長い、いい関係をつくりたいのであれば、患者さんの納得するきちんとした理由で、接触回数を増やす工夫をしていくことです。

20 患者さんの信頼を得るためには余裕を持つこと

「青山先生は、患者さんがたくさんいるから有料相談ができたり、患者さんに対して強気な対応ができるのであって、自分のところで同じようなことをしたら、患者さんがいなくなりますよ」といわれたことがあります。確かに何の準備もなく、いきなり強気な対応をしても、患者さんは引いてしまうかもしれません。しかし、歯科医のほうからお願いして治療させてもらうようでは、思うようないい結果は出せません。

前述のように、患者さんから信頼されて、自費治療の高い成約率を得るには、患者さんのほうが「この先生は何か自信満々で、この人に治療してほしいな」という信頼関係をつくることが大切です。そのためには、先生のほうは「あなたが治療するかどうかを決めてください。私はどちらでもいいです」という余裕を見せる必要があります。

「私はたくさん患者さんを抱えていますから、治療はどちらでもいいんですよ」という雰囲気を醸し出せなければ、患者さんは安心できないのです。実際に患者さんが増えてくれば、意識しなくても余裕のある雰囲気を醸し出すことができますが、患者さんが少ない時には、意識的にこういう態度をとる練習をしないといけないかもしれません。

21 あなたの医院の〝最大の売り〟は院長自身！

個人でやっているほとんどの歯科医院における〝最大の売り〟は院長自身です。患者さんから、院長自身を好きになってもらうことこそ、一番簡単で一番集客力があることなのです。何といっても、個人の診療所では、院長イコールその医院なのですから、患者さんに医院を気に入ってもらうためには、院長を気に入ってもらうのが一番です。

患者さんに気に入ってもらうといっても、ただやみ雲に愛想を振りまくことではありません。真面目な先生を求めている患者さんもたくさんいますし、癒し系を求めている人もいます。まずは自分のタイプを把握してから作戦を練りましょう。

患者さんとは長い付き合いになってきますので、ウソで固めてカッコつけても、すぐにバレてしまいます。自分のことを真面目なタイプだと思うのであれば、患者さんにドンドン真面目なあなたをアピールしていけばいいでしょう。

たとえば、ホームページや院内新聞に自己紹介を書く時も、真面目な点をエピソードでアピールしていきましょう。あなたの真面目さを十分理解し、それを評価してくれる患者さんは、あなたのファンになって、通い続けてくれます。

22 患者さんにどうアピールするか――見えないものを見える形にする

自分には何のセールスポイントもないという先生がいますが、絶対にそんな先生はいません。自分の中では、大したことではないと思っているだけで、それを文章にして上手にアピールすれば、結構な効果があったりするものです。

技術や高額な機器だけがセールスポイントだと考えているから、自分には何もアピールするものがないと思ってしまうのです。大したことでないように見えても、アピールの方法によっては効果のあるものがたくさんあります。自分にはアピールするものがないと思っている先生も、「おっ、そうか！」とうなずくはずです。

①真面目でいい人である

患者さんは、信用できる先生に診療してほしいのです。その先生がどんなに真面目で純朴ないい人であるかを、訪問前に知っていれば、患者さんは安心して医院の門を叩けるのです。

ただし、自分のことを「私は真面目でいい人なので、安心して治療にきてください」といっても、誰も信用しないでしょう。患者さんに自然な形で知ってもらうためには、今までの人生で、真面目でいい人であるということがわかるエピソードを、院内新聞やホームページに載せて、患者さんに気づいてもらうのです。大切なことは、あなたが自分で自分のことをいい人であるというのではなく、そのエピソードから患者さんに気づいてもらうことなのです。

②勉強家である

あなたがよく勉強するタイプの人間ならば、今までにどんな勉強をしてきて、どんな学びがあったかを、楽しく面白く患者さんに伝えることです。休みの日にお金と時間を使ってセミナーに出ても、あなたの頭の中にあるだけでは、患者さんは先生の知識を見ることはできません。患者さんがそれを見られる状態にして、評価できる形に置き換えなければなりません。

賞状を待合室に掛ける、セミナー内容の一部を公開する、その内容が今後の診療にどう役立つかを患者さんに知らせる……など、その方法はいろいろあります。目に見えないことを見える形にして、患者さんに評価してもらうことです。

③スタッフ教育がしっかりしている

患者さんは感じが良くて、気が利くスタッフのいる医院に通いたいのです。しかし、感じが良くて、気が利くスタッフがいるかどうかは、実際に通ってみなければ知ることができません。あそこの医院のスタッフには、いい人が多そうだということをイメージできるように、患者さんにアピールしておかなければなりません。ミーティングでの指導内容、患者さんへ接する心構え、掃除に対する考え方など、スタッフをきちんと指導していることがわかる内容を公開すれば、患者さんは安心して来院できます。

④仕事に対する姿勢

歯科医院を開業すれば、多くの院長は24時間、仕事のことが頭を離れないのではないでしょうか。とくに経営的に二極化がすすむ今後は、24時間、歯科医院経営や患者さんの治療のことが頭を離れないぐらい真剣にならなければ、勝ち組歯科医院へ属することは難しいでしょう。

そういう仕事に対する真摯な態度は、独立した経営者にとっては当たり前のことで、特別にアピールすることだとは思わない人が多いのですが、主婦の方、腰掛け程度のＯＬ、趣味やプライベートを重視するサラリーマンの方からすると、24時間、仕事のことを考える姿勢は、担当医として安心でき、尊敬に値するものなのです。

それをアピールする際に「私は24時間、仕事のことを考えています」という表現で伝えるのではなく、「家に帰って仕事のことを考えていて、よく妻に怒られます……」「夢の中でも仕事のことがよく浮かぶので、労働基準法を完全に違反しています……」などといったジョークをまじえて、それとなく仕事に真摯な姿勢で向かっていることをアピールするほうが、嫌味がなくてスマートに映ります。

23 歯科知識やセミナーで得たもののアピール法

私はよく、歯科技術の勉強やセミナーに出て勉強することと、売上げの上昇とは関係がないといっています。それは、ただ勉強していれば、そのうち患者さんのほうが評価してくれると短絡的に考えることに対して、「それは違うよ」ということをいっているだけであって、セミナーや本を読んでも無意味だ、といっているわけではありません。

それどころか、勉強し続けない先生は、これからは必ず淘汰されると思っています。大事なのは、時間とお金を割いて勉強していることを、患者さんにどうアピールしていくかなのです。セミナーでもらった賞状を、待合室・相談室などに見えるようにして立てかけている医院は結構ありますが、ここまでならアピール度としてはそんなにインパクトは強くはありません。

さらに突っ込んだアピール方法としては、セミナーの内容を患者さんにわかりやすい文章で、HPや待合室に掲示することです。その際に、日付とセミナー代なども掲載するほうが真実味も出てきます。とくに患者さんからすると、こんな大金をかけて学んだ内容は凄いんだろうと、セミナー代の高さで、勝手に評価してくれる場合も多いからです。

第4章

自費治療をすすめるコツ

1 自費治療をすすめる際の気の持ち方

私は、自費治療をすすめるのは苦手でした(今でもけっしてうまいとは思っていませんが……)。10万円のメタルボンドをすすめる際に「10万円といえば自分の給料の3分の1だ、4分の1だ」と思えた時期には、とても大変なことのように感じて、何か後ろめたい気持ちで説明していました。そうして断られ、打たれ弱い自分は、説明しながら何度も傷ついていました。

それでも都心で開業している以上は、自費なくして経営をやっていくことはできないので、繰り返しすすめているうちに、いくつかのポイントに気づきました。

第一は、自分がその治療のメリットをよく勉強して、どんなに価値のあるものなのかを、自分で納得することです。

第二は、時には、自分で街に出て高価な物を買うようにしてみることです。その値段にビックリして、けっして歯科治療費は高くないと実感するようになります。自分が思う値段と、世間でつけられている値段には、大きな開きがあります。ですから、あなたが正当な値段だと自信をもってすすめなければ、患者さんのほうが不安になってきます。

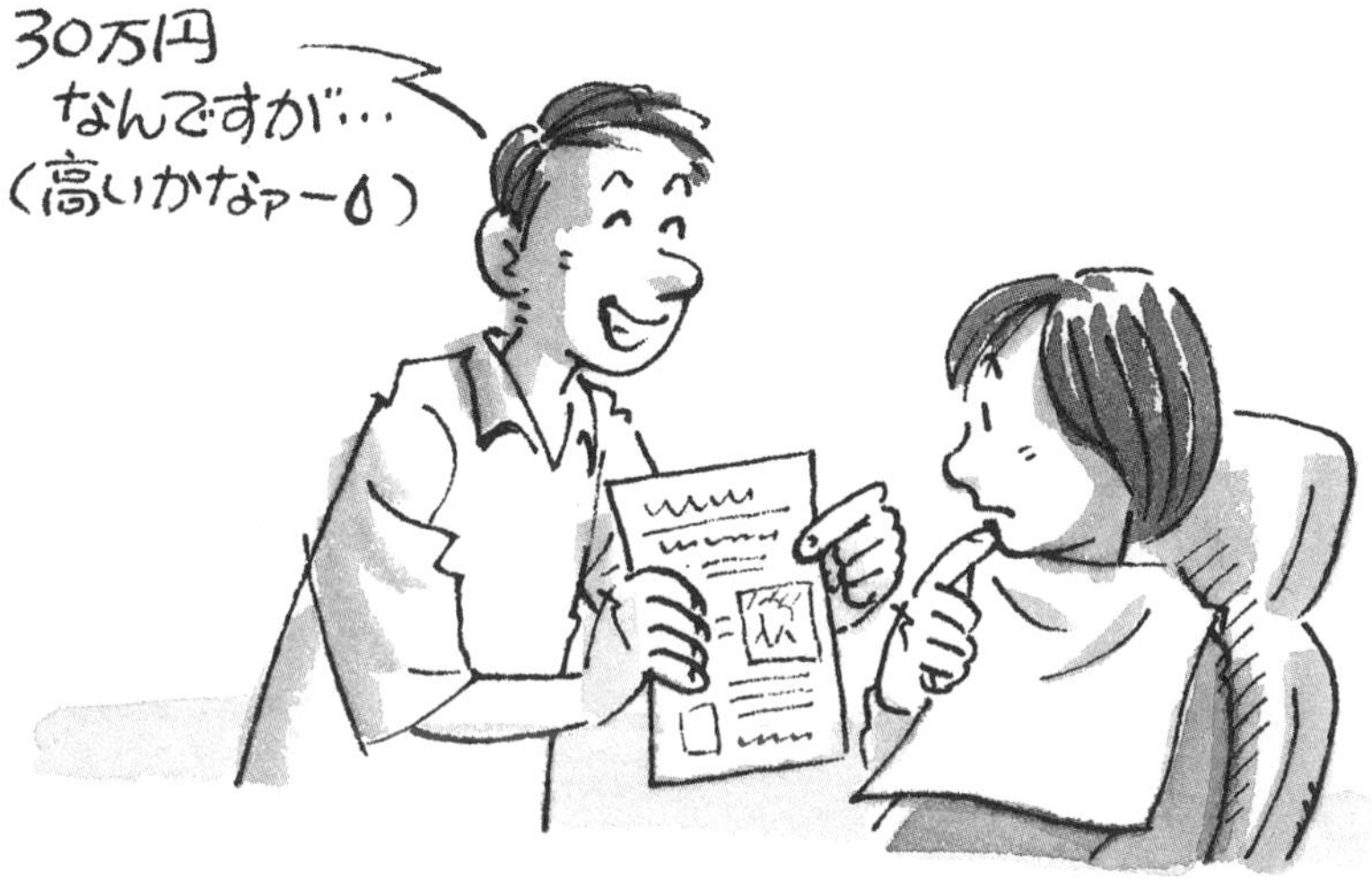

第三は、あなたの収入を上げることで、歯科治療費に対するギャップが取れてくることです。

あなたの月収が30万円なのか、80万円なのか１５０万円なのかで、すすめる時の態度が、全然違ってきます。選ぶのは患者さんでも、すすめる側のあなたがビクビクしているのか、堂々としているのかで、成約率は変わってくるでしょう。

患者さんの心理としたら、高い治療費を払うのであれば、絶対に失敗したくないですから、自信満々で堂々としている先生に治療をしてほしいと思うはずです。

最終的には、自分で自費の成約体験を数多く積んで、自信を持つことです。一つの成功がさらなる自信を生んでくれます。自費の説明は、一般の会社の営業と同じで、とにかく成功体験を多くして体で覚えることです。頭で考えるのではなく、体で感じることが一番大切です。

2 院長自身が自費の価値を納得すること

自費治療を増やすためには、その治療が金額に見合った価値があると、院長自身が心の底から思わなければいけません。

たとえば、院長自身がやましいと思いながらも、歯周病の歯にメタルボンドの歯を平気ですすめるようなことをしていたのでは、当然近い将来、患者さんからの信用を失くしてしまいます。

人間には良心がありますので、自分の良心に反することを続けていても、絶対にいい結果が出ません。自分のメタルボンドは10万円の価値はないと思いながら説明していると、その気持ちは患者さんに伝わってしまいます。逆に「自分のメタルボンドは、本当は20万円の価値があるのだけれど、10万円で治療してさしあげるのですよ」という思いが、院長の心底にあって説明をしていると、以心伝心、患者さんは「このメタルボンドというものは、とてもいいものなんだ」という理解をしてくれます。

ですから自費治療を増やしたいのであれば、まずは院長自身が、それらの治療をとても価値のあるものだと思い、治療費以上の価値があると信じることが大切です。

3 自費治療アップの秘訣①
自費はすすめるのではなく、ただ説明するだけ

セミナーなどで「患者さんへの自費治療のすすめ方は……」という質問をよく受けます。しかし、実際に歯科医が一生懸命すすめたからといって、患者さんの気持ちが動くものでしょうか。あなたが不動産屋から一生懸命すすめられたら、家を買うでしょうか？

私は、自費治療はすすめるものではなく、治療方法を教え、選んでいただくものだと思っています。家を買う気持ちのある人には、それぞれの利点・欠点を説明してあげれば喜ばれますが、興味のない人にすると、それは単なる押し売りになってしまいます。

興味のない人に一生懸命説明することは、歯科医にとっても、聞く側の患者さんにとっても苦痛以外の何ものでもないのです。患者さんが自費治療に興味をもっているのかいないのかは、軽く説明した際の相手の反応で見抜けます。

興味のない患者さんに、しつこく説明してもムダです。そんなことをしていたら「あそこは高い治療ばかりすすめる」と陰口をたたかれるだけです。患者さんの態度・様子・声などから、満足か、不満足かを悟ることができない人は、多くの患者さんを逃しているこ とにも気づいていないかもしれません。鈍感な人はサービス業においては致命的です。

4 自費治療アップの秘訣②
患者さんに多く話をさせる

保険点数が頭打ちの今、自費治療を増やしたいのは、多くの歯科医がもっている願望でしょう。しかし、時間を割いて一生懸命自費の説明をした挙句、断られると疲れが倍増してしまいます。

歯科医の側は、自費治療をしてほしいという思いから、少ない時間で一つでも多くの情報を話そうと、どうしても多弁になります。しかし、歯科医が一方的に説明をしても、患者さんの気持ちは動かないものです。

一般的な歯科医は自費の説明の際に、患者さんと話す割合が8：2か9：1で、歯科医が一方的に説明しているのが現実です。これでは、患者さんは「自分を説得して売り込もうとしている」と感じてしまいます。この8：2の割合が6：4か5：5までくれば、間違いなく自費治療の成約率は格段にアップしてきます。

ではどうすれば、患者さんから話をしてくれるのでしょうか。まずは、患者さんにその治療に興味をもってもらうことです。そして、興味のある人を増やすためには、デンタルIQを上げる努力をしたり、いろいろなツールをつくる必要が出てきます。

5 自費治療アップの秘訣③
自費は関心のない人にはすすめない

自費か保険か迷っている患者さんには、すすめ方の優劣で自費になるか、保険になるか違ってくる場合もありますが、多くの場合には、患者さんの気持ちはすでに固まっています。ですから、自費治療を説明する際には、次のポイントを押さえるべきです。

①自費に関心のない患者さんにすすめない／興味のないものをすすめて売ることを、押し売りといいます。押し売りされたと感じた患者さんは、あなたの医院に行くのが嫌になってきます。もし自費に興味・関心のない患者さんに自費を説明する場合には、さらっと説明して、患者さんの逃げ道を確保してあげることが大切です。こういう患者さんには、自費の説明をするよりも、まずはデンタルＩＱを上げる努力をすること。その行為自体も嫌がるようでしたら、しばらくはその歯だけの治療をするレベルが続くでしょう。

②デンタルＩＱの高い人を集める（育てる）／一朝一夕にはできないことですが、来院されている患者さんに、あなたが少しずつでも歯の大切さを教育していれば、時間とともに患者さんのデンタルＩＱも上がり、患者数も増えて、あなたと患者さんとの信頼関係もできてきて、自然と自費率も増えていきます。

6 自費治療アップの秘訣④
患者さんのほうから手を挙げさせる

開業医は二つのレベルに分けられます。

まずは、患者さんを開拓していかなくてはいけないレベルです。患者さんのデンタルIQも低く、歯は痛くなければよいというレベルの人に、歯の大切さを教育していかないといけないレベルです。

矯正治療、メタルボンド、インプラントなど、その必要性に本人がまったく気づいていないのを、説明して理解してもらわないと、治療にならない患者さんが多いクリニックでは、その説明のために、かなりの労力と時間を費やさなければいけません。そして労力の大変さのわりには、その効率も悪くて挫折しがちになります。

こうした医院では、歯科医やスタッフが、仕事に強い情熱をもっていなくては、なかなか継続してがんばれるものではありません。

一方、歯科医院側から治療の提案をしなくても、患者さんのほうから、こういう治療をしたいのですが、そちらではそうした治療をやっていますかと、問い合わせてくれるような患者さんが多いレベルのクリニックもあります。

これは、歯科医のほうが自費治療をすすめるわけではなく、患者さんのほうから「こういう治療に興味があります」と、手を挙げてもらえるので、治療説明も容易に受け入れてもらえます。また、少ない労力のわりに、自費治療を受けてもらえる割合が高いために、歯科医のほうもドンドン自信がついてきます。このレベルの患者さんを集められる医院は、当然自費率も上がり、売上げはかなり高くなってきます。

不動産の購入を例にとれば、賃貸のままでいこうか、新しく家・マンションを購入しようか決めかねているお客さんや、賃貸のままでいいと思っているお客さんに、不動産の購入のメリットを説明するのが、前者のレベルの歯科医院です。

一方、もう買うことは決めていて、どの物件を買うかを迷っている人にアドバイスをするというのが、後者のレベルの歯科医院なのです。

今はインターネットの普及などによって、後者レベルの一部の歯科医院だけがいい思いをしています。その結果、前者レベルの歯科医院の自費治療などの成約率が、かなり減ってきているのです。一日も早く、患者さんのほうから「こういう治療をしてください」と、手を挙げてくる歯科医院にすることが、これからの厳しい競争社会を生き残るもっとも確実な方法です。

7 自費治療アップの秘訣⑤
自費への期待を表情に出してはダメ！

あなたは、ブティックなどで説明を受けた後に購入しなかった時、相手の落胆の色が見てとれたり、露骨に嫌な顔をされたことはないでしょうか。「こちらは説明を受けただけで、買うなんてひと言もいっていないのに……」と思った経験は多いと思います。

しかし逆の立場で、患者さんに自費治療の説明をしているのに、保険治療になった場合には、知らず知らずのうちにあなたの顔には落胆の色が出ているものです。人間には感情があり、いくら抑えても少しは表情に表れます。多くの歯科医は、理性で表情に出ないように抑えていますが、落胆すれば、それを抑える不自然な言動が出るのが人間です。

顔に出してはいけないと思えば思うほど、ある種の不自然な言動になってしまいがちです。それでも、露骨に嫌な顔をする院長よりは数倍立派ですが、患者さんにとって一番感じがいいのは「本当にどちらでもいいんですよ」というスタンスで説明してくれる時です。

流行っている先生は、そうしたスタンスで説明できるので、患者さんも「この人はとてもスマートで、この医院は好感が持てるな」と感じるのです。どっちでもいいと思って説明すれば、患者さんがどちらを選ぼうと、一喜一憂する感情もなくなるのです。

8 一つの成功が次の成功を呼び込む
成功→自信→余裕

「お願いですから自費治療にしてください」という歯科医と、「これはいい治療ですから、あなたにはこういうメリットがあります。もちろん、興味がなければ保険でも、全然構いませんよ」という歯科医がいたら、患者さんは当然ながら後者に魅かれます。

患者さんの心理としては、相手にお願いされればされるほど、なぜか、その人やその治療には価値がないもののように思えてしまうのです。そうはいっても「保険でも問題ないですよ、私にはどちらでもいいことですから……」という余裕は、いくつかの成功を重ねて自信を得ていないと、簡単には出せません。しかし、いったんこの余裕が得られれば、おもしろいように自費治療が成約していきます。

スタッフに辞められるのが怖くて注意できなかった時は、少し注意をしても辞めていったのが、辞めるなら辞めてもいいよという態度で注意すると、辞めなかったりします。そういう体験をすると注意できる自分に自信がつき、リーダーらしくなっていきます。自費治療も同じ。はじめはどうしても断られますし、なかなか成約できませんが、自費治療につなげていく成功体験をしていくうちに、自然と自信が身についてくるのです。

9 値引き合戦に参加したくなければ……

歯科医師がどんどん増えていき、これからは自費治療の値下げが加速してくることでしょう。特別な技術を必要としないメタルボンドやポーセレンインレーなどのように、患者さんにとって治療結果の違いが判別しにくい治療費は、どんどん値下げ合戦が加熱してくることは容易に想像がつきます。

そうなってくると、医院の自費治療での粗利が減ってきて、さらに経営を圧迫することになります。基本的に、誰でもできるような治療においては、歯科医師が増えてくれば、治療費が値下がりするのは当然なのです。それを見越して、3年先、5年先の経営方針を考えていないと、いざそういう状況に直面した時にあわてふためいてしまうのです。

技術にしろ、サービスにしろ、今は新しく新鮮なものであっても、いつかは必ずありふれた普通の治療になってくる時はくるので、常に将来的な備えをしておかなければならないのです。

歯科医院の経営にマイナス要因となる値引き合戦に参加したくないのであれば、早め早めに対策を練って、手を打っていく必要があります。

10 自費の治療は、他のクリニックと比較させることで信用が増す

自院の技術・サービス・価格なり、とにかく何か自信があるものを持っているのなら、他のものと十分比較してから、患者さんに決めてもらったほうが、こちらの良さをきちんとわかってもらえます。

技術・サービスなど、クオリティに絶対の自信を持っている場合、料金が他より高くても全然問題はありません。それが自分の医院に自信がないと、自費治療をすすめる時に、治療を即決させようと焦ってしまい、患者さんに見透かされてしまうのです。

私は自費の治療相談の際には、必ず「他の医院にも相談に行って、いろいろ話を聞いてからゆっくり考えて決めてくださいね」と、余裕を見せるようにしています。この言葉によって、患者さんは「ここの医院は、他と比較されても勝つ自信があるから、そういうことをいうんだ、ここで治療している患者さんもきっと多いんだろう」と解釈して、逆に即決する人も多くいます。

患者さんは、あちこちに相談しに行くのは面倒で、できれば早く決断したいのが本心ですから、自信のある言葉をかけられると、「もうここに決めよう」と決心するものです。

11 スタッフに自費の患者を特別視する姿は見せない

院長として、自費治療の患者さんを特別視したい気持ちは当然でしょう。この気持ちのない歯科医はいないと思います。しかし、スタッフからすると、保険治療の患者さんも自費治療の患者さんも、同じ患者さんなのです。院長が、自費治療の患者さんだけを大切にする姿勢を露骨に見せると、スタッフの院長に対する見る目が変わってきます。

その結果、「うちの院長は、医療よりもお金儲けのほうが大切なのだ」と見てしまい、スタッフから尊敬の念を得られにくくなります。自費治療の患者さんだけを大切に扱って、保険治療の患者さんには対応が雑であるといったイメージは払拭すべきです。

経営的にみて、自費治療の患者さんがどんなに貴重であるかを、スタッフに説明することも意味があるかもしれませんが、20歳代の若い女性に、経営的な点を理解してもらうのは、少し難しいかもしれません。とくに院長が1人で治療している時には、患者さん以上にスタッフの目も十分に意識しながら、対等に患者さんを扱っていくことが大切です。スタッフというのは、院長よりも患者さんよりの視点に立っていて、案外正義感が強いということを心しておくべきでしょう。

12 みんな（周り）と同じ方向で努力をしても成功できない

なぜ、私のような我流で勉強してきた人間が成功して、人よりいい思いができるのか不思議で、その理由を考えてみました。私よりも優秀な人や苦労している人はたくさんいるのに、私のような人間が成功している現実が、自分の中でも夢のように感じます。

運がよかったといえば、このひと言が一番的を射ているように思いますが、具体的な要因を上げるとすれば、私が「あまのじゃく」であったことが、今日の成功の最大要因のようです。人が右を向いていると、左に何があるのか気になってしまうのです。学校や○○セミナーなどで学んでも成功できないのは、それが定番であって、斬新さやアイデアがないから、飛び抜けた成果は期待できないのです。

昔、外国に行くことが難しかった時代には、外国での知識を日本で活用すれば珍しがられるので、成功が約束されているようなものでした。今では、たいていのことが目新しくもなくなってきています。周りの人が注目していないことの中に、宝はないかと考える習慣が必要な時代です。自費も同じで、多くの人が説得技術が大事といえば、私は説得しなくても自費の患者さんが集まる仕組みをつくります。逆もしかりです。

第5章

伸びる院長はここが違う

1 失敗は成功の母？　それとも失敗は負け犬？

〝失敗は成功の母〟といわれますが、それは成功した時に初めていえることであって、失敗し続けている時は、認めたくなくても残念ながら単なる負け犬なのです。

普通の人ならば、失敗すると当然落ち込みます。そして、自信をなくし、次のトライが怖くなります。それに、失敗が続くと自己嫌悪になり、自分を否定した生き方をして、他人を妬むようになってきます。こういう悪循環が続くと、いいアイデアがあっても、また失敗するに決まっていると思って、なかなか行動に移せなくなってくるものです。

一方、成功している人は、たとえ何度か失敗したとしても、一度成功すれば、それまでの失敗がチャラになったり、利息がつくことを知っているので、どんどんトライして成功し続けます。その差は、本当に紙一重なのです。失敗し続けている人でも、成功という栄養剤を時々飲めば、また元気も出るものですが、あまりに失敗が続きますと失敗への恐怖心が先に立って、いいアイデアがあってもトライできなくなるのです。

ビジネスでは、ホームランばかりねらっていたのでは、どうしても失敗が多くなります。自信もなくなってきます。時に成功することは、トライを続けていく〝自信〟を確保するた

“ホームランねらいは失敗も多い！”

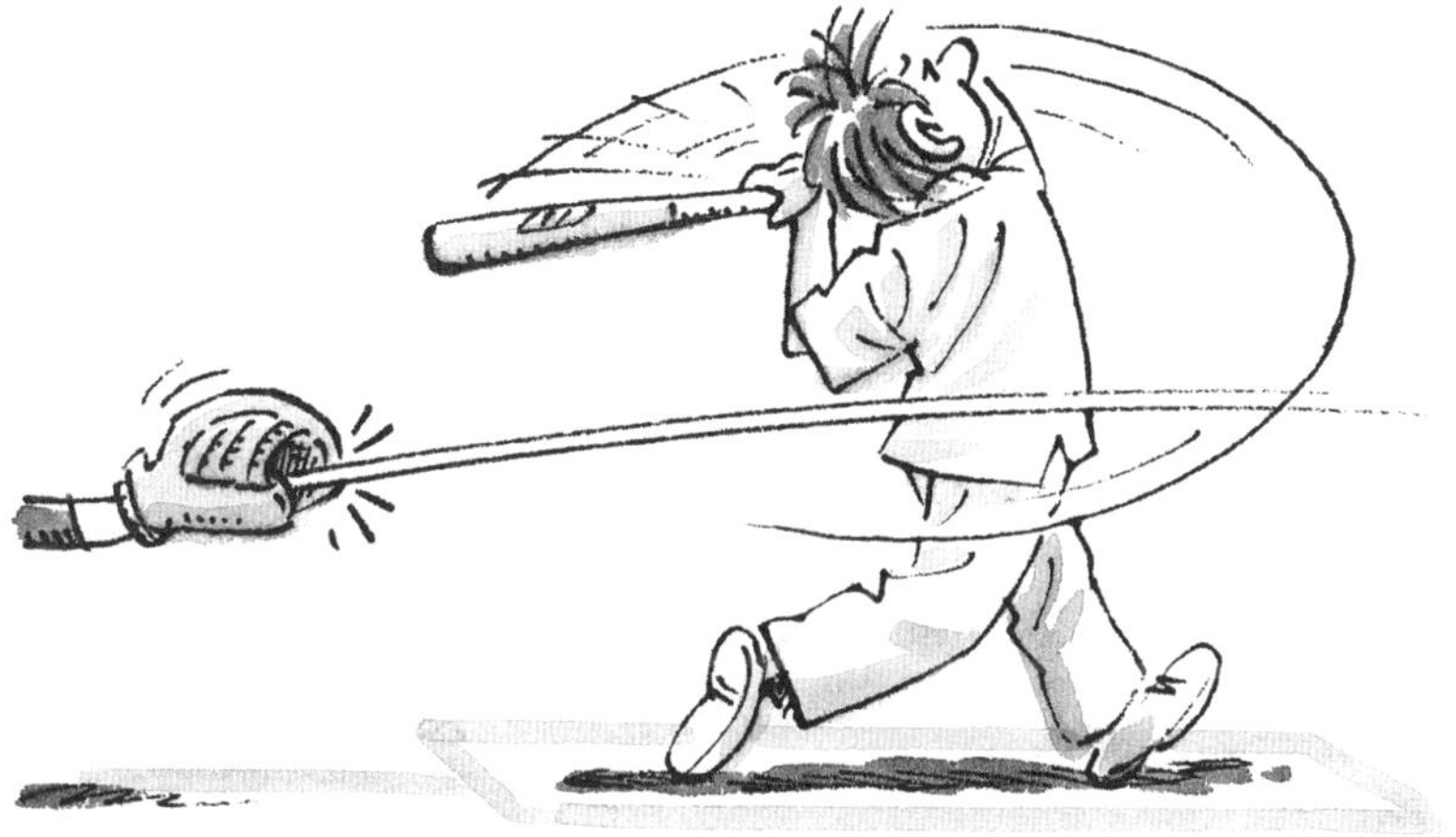

めにも大切なことなのです。ホームランばかりねらうのではなく、目の前の小さなことからトライし続け、小さな成功を積み重ねて、大きな自信が出てきたら、大きなトライに臨むべきです。

〝失敗は成功の母〟という言葉にだまされて、安易なトライを続けることは、自信を喪失させ、自己嫌悪を招いてしまうので要注意です。

何が何でもやり遂げてやるという、強い執念を持っているのであれば、多少の失敗にはくじけなくなりますから、成功したいという情熱を持ち続けることが、失敗にもめげない気力を湧き立たせてくれます。

自分の情熱が持続的なものであるのか、本当に成功したいと、心の底から思っているのか、今一度、問いただすことも大切です。

2 成功する人は24時間仕事が頭を離れない

お笑い芸人の多くは、ネタ帳というものを作っています。何か面白いことがあれば、すぐにメモをするのです。人間は日々刻々と頭の中に、いろいろなアイデアが浮かぶものなのです。それは、本人が意図しない時にも浮かぶのですから、浮かんだ時にメモしていくのがベストではないでしょうか。メモしないと、後から思い出せないからです。

人間には確かに能力の差はありますが、すぐにメモを取ったり、24時間アンテナを張ることによって、他人よりも多くのアイデアを出すことが可能になってきます。オフィスで机に向かったり、治療をしている時だけが仕事ではないのです。24時間という意味は、起きている間中、仕事のセンサーを張っている人間なら、点の情報が寝ている間に線になり、ある時グッドアイデアとして形になってくるからです。

仕事のことばかり考えていたら息抜きできないじゃないかという人は、仕事での成功は望まなければいいのです。何も24時間本を読めといっているわけではないのです。常に何か参考になるアイデアはないかと、センサーを張っておけばいいだけなのです。心の底から成功したいと思えば、自然と24時間、センサーが働くようになってきます。

3 経営に必要なアンテナをどう張るか

ニュートンがリンゴの落ちるのを見て「万有引力の発見」をしたことは有名です。しかし、多くの人はリンゴが落下することを見ても、何も感じていないでしょう。その違いは、ニュートンが常に万有引力について考えていて、アンテナを張り巡らせていたから、同じ現象を見ても、何かを感じることができたのです。

それはすべてにおいていえることです。野球のことを一日中考えているプロ野球の選手は、すべての現象を野球に役立てようとしていますし、一流の作家は、周りのすべての些細なことも、次の作品に活かしたいと考えてアンテナを張っています。歯科医院の経営においても同様で、街に出ても、他の業種のお店に入っても、何をしていても、自分の医院や経営に活かせないかと常に考えていれば、必ず参考になることが発見できます。

何度もいいますが、一流になる人、成功する人の最低条件は、24時間そのことについて考えることができることです。起きている時も、寝ている時も経営のことを考えられる院長は、経営について他人より優れたアンテナを伸ばすことができます。寝ても覚めても考え続ける訓練で、あなたのアンテナはどんどん磨かれていきます。

4 歯科技術と経営センスのバランスが大事！

私が歯科医として好結果を出せているのは、歯科技術と経営センスのバランスが他の歯科医よりも、多少よかったからだと分析しています。

私より歯科技術の優れている人はたくさんいます。そういう人たちからすると、私が成功していることが腹立たしいのは理解できます。野球のピッチャーでいえば「オレのほうが速い球を投げられるのに……」などという気持ちと同じでしょう。でも、ピッチャーは速い球だけではダメで、状況に応じて緩急を使い分ける投球術が必要です。

世の中はバランスが大事なのです。学校時代の評価のように、一つのことだけで競い合うわけではありません。歯科技術は周りより優れているのに、経営センスのない人や、経営センスはあるのに売り込む歯科技術が未熟な人もいます。

その二つのバランスがよければ、多くの人が成功できます。とくに歯科医の場合には、歯科技術ばかりを競い合って、経営センスのない人が多いように思います。そもそも、開業を決意した段階でも、開業をスタートさせた段階でも、スタッフを採用する段階でも、確実に経営センスが求められているのです。

5 経営者は時間対効果を考えよ

今、私の中でもっとも苦痛な時間は、事務的で生産性のない仕事をしている時です。他の人がやっても、その効果に大きな違いが出ない仕事や、私の知恵や経験が活かされない仕事（たとえば掃除や宛名書きなど）をする時です。一方、患者さんを増やす方法や広告を考えることは、知恵の出し方によって、その効果にも大きな違いが生じますし、原稿執筆などは、人に任せられなくて、私にしかできない仕事なのでやりがいを感じます。

私は、何も掃除が下で原稿執筆が上だと、仕事に優劣をつけているわけではありません。同じ時間の仕事なら、より収益性があって、より未来の開ける仕事をすることが、経営者の義務であると考えているだけです。残念ながら、知恵を使う仕事と、事務的な仕事では、使う脳細胞がまったく違うために、両方を効率よくやっていくことは難しいのです。

経営者が生産性の高い仕事に集中するためには、人を雇うか、アウトソーシングしなければなりません。そうなると、医院の組織化を考えていかなければ、自分１人でやりくりしていくことには限界がでてきます。逆にいえば、事務的な仕事を院長自らがやっている医院のレベルは、まだまだ改善していく余地が多いということになります。

6 院長は自分にしかできない仕事に集中する

1日に24時間はすべての人に平等に与えられています。この24時間をどう使うかによって、その医院や院長の今後が決まってきます。

ほとんどの院長は、朝診療が始まって、夜診療が終わるまで、診療でヘトヘトになります。90％以上の歯科医は、それ自体に何の疑問も感じていないのではないでしょうか。歯科医が診療をするのは当たり前のことですが、その際に頭に入れてほしいのが、「果たして、この仕事は自分にしかできない仕事だろうか」ということです。

仕事には、頭を使わないとできない仕事と、ただ事務的なパターンさえ理解すればできる仕事があります。できることなら、院長は頭を使う仕事に集中すべきです。1日の診療時間は限られています。院長の体は一つで、治療できる手は2本しかありません。院長でなくてもできる仕事は、なるべく他のスタッフに回すべきです。

これは、診療や売上げの能率を上げるためだけでありません。歯科技術の向上、経営など、やるべきことはいくらでもあります。自分にしかできない仕事に集中していく工夫が必要なのです。それができる院長と、そうでない院長とでは、雲泥の差が生じます。

7 考える時間が飛躍をもたらす

歯科医は診療に忙しく、自分の勉強をしたり、スタッフに教育したりする時間がないという話をよく耳にします。私も歯科医なのでよくわかります。本当に忙しい毎日です。でも、何かを変えるつもりでいるのであれば、行動を起こすしかありません。

人に任せて自分の時間をつくるのか、自費に移行しながら自由な時間をつくるのか、診療時間を短くして時間をつくるのか、家族に理解を求めて時間をつくり出すのかは、あなたが決めることなのです。本当に何かを勉強する時間がほしいのであれば、本気で行動に移すべきです。心からほしいと思えば、必ず手に入ります。あなたが大きく飛躍したいのであれば、診療以外に勉強したり、考える時間が大切になってきます。

体を動かしてする仕事以上に、頭を使ってする仕事によって、初めて大きく飛躍できるのです。私自身、診療を徐々に代診に任せて、自分にしかできない作業に集中した時に、ドンドン飛躍できてきました。朝から晩まで診療に明け暮れ、脳ミソには一度も汗をかいていない歯科医は、将来、必ず淘汰されていきます。発展する医院の院長は、間違いなく肉体的な汗以上に、脳ミソの汗をかいています。

8 空き時間に対する考え方で差が大きくなる

忙しい歯科医というのは、朝から夜まで診療していて、途中で空いている時間のないのが理想とされてきました。そして、予約のキャンセルがあってもいいように、ダブルブッキングしたりしていました。

それがここにきて、歯科医院が増えてきたために、診療時間に空白ができるようになってきました。空白時間ができると、スタッフは仕事がなくなり、院長は不機嫌になってきていることでしょう。

ここに勝ち組歯科医院と、負け組歯科医院の違いがでてきます。この空白時間に、不機嫌になるか、チャンスタイムと考えて集客アイデアを練ったり、患者様満足の方策を考えるかで、大きな差が生じてきます。たとえば、患者さんに説明するツールをつくるとか、リコールシステムを考えるとか、やらなければならないことは無限にあります。

今までは、どの歯科医院も診療で忙しかったので、新しいツールをつくる必要にも迫られていませんでしたし、忙しいことを言い訳にして、肉体労働的に診療することだけでよしとして、頭を使おうとしていませんでした。

これからは、望んでいなくても、予約時間に空白ができてきます。そのときにイライラしても、患者さんはけっして増えません。逆に、イライラすればするほど、院内の雰囲気が悪くなるだけです。

勝ち組の先生は、この空白時間をチャンスと考えます。診療では一度に１人か２人しか見られませんが、新しいツールや組織づくりをしていけば、何倍もの売上げが見込めるかもしれないと考えるのです。

診療のみに追われているということは、頭を使わない、体力だけの歯科医院ということになります。今どき、どんな職種でも、体力だけを使って勝ち続けることはできません。勝ち続けるには、創意工夫、斬新なアイデア、機能的なシステムなど、多くの知恵が必要になってきます。

歯科医の硬い頭を柔らかくして、アイデアマンに変身するチャンスが空き時間なのです。それでも、空き時間が嫌なら、予約がいっぱいになるアイデアを考えることです。忙しくなって診療に追われはじめれば、また考える時間がなくなってきますから、今空いている時間は考えるチャンスなのです。脳ミソがシワだらけになるぐらい、思い切り考えてください。考えれば考えるほど、アイデアはわいてくるものなのですから。

私は、空き時間が楽しみで仕方がないのです。空き時間がメインで、診療が息抜きといっても過言ではないぐらいに、空き時間を有効利用しています。

9 忙しい人ほど仕事ができる理由

前項のように、時間は誰にでも1日24時間与えられています。それなのに、あの人の仕事振りはすごいとか、寝ていないのではないかと思うことがあります。

締め切りに余裕があると、一つのことをやるだけなのに、それに手をつけずに、ギリギリになってから取りかかってしまいます。ところが、多くのことを処理しないといけない人間は、忘れないうちにできることから片付けていくしかありません。一つひとつを後回しにしていては、やることが多すぎて忘れてしまいかねない恐怖心から、一つひとつのできることから、少しの時間を見つけてクリアしていくのです。

そして、多くの仕事を抱えている人は、すべてにおいて完璧にこなすことは不可能ですから、一つの仕事がそこそこでも悩んだりせずに、次から次へとこなし、結果的に多くの仕事を処理しています。

一方、仕事が少ない人は完璧な結果を求めようとして、なかなか仕事がはかどらず、結局、高い理想を持っているのに、実際には気持ちだけが先走りして、結果がともなわないで、忙しい人よりも不十分な出来栄えで、終わってしまうことが多くなっています。

10 成功の光と影――成功者は孤独なもの

成功したり、人よりいい思いがしたいということは、その見返りとして孤独になる、敵が増える、周りと話が合わなくなるということがあります。物事は何でも、何かを得たら何かを失うことになるのです。

学生時代には、成功するといっても、せいぜい運動ができるとか、勉強ができるというレベルのものでしょう。しかし、社会に出て成功した人間の生活は一変してしまい、周りからは羨望と妬みの対象になってしまいます。学生時代にどんなに友人が多くても、社会に出て成功すればするほど、自分の周りから、本当に心を許せる人間はドンドン減っていくのです。

成功する人間が周りに相談せずに、自分の判断を大切にするのは、自分が成長してくると、物事の考え方が周りよりも少し違ってくるからです。成功するから孤独になるのか、孤独のエネルギーが成功へ導くのかは一概にはいえませんが、結果的に成功している人はまず孤独なものです。

何かを得れば何かを失うのが、世の常なのです。

11 目立ってくれば（成功すれば）敵も増える

人より目立ってくれば、ファンができると同時に、快く思わない人間も必ず増えてきます。人間は相手が自分より優れていると認めたくない場合に、相手のことを悪くいいたがります。成功すればするほど、人から妬まれるのは避けられないものなのです。人との衝突を一切したくないのであれば、人より劣っているように目立たない存在でいるしかありません。

上昇志向があるのならば、人とぶつかることは避けられないのです。自分には敵がいないからよかったと思う考え方の人は、何もしないでいるしかありません。

最近、何か周りがそっけないな、何だか孤立しているような気がするなと思えてきたら、あなたが周りとは少し違う存在になってきている証です。最近、少し風当たりが強くなってきたなと思えれば、あなたは周りから一歩抜きんでようとし始めているのです。

人は、どうでもいいと思っている人間が何をしようと平気ですが、成功しそうになると、誰かが足を引っ張ろうとし始めます。成功するためには、この足を引っ張られても、なお上がり続けなくてはいけないのです。

12 先に投資するから回収する貪欲さが湧いてくる

一般的に、役立つ情報を得るために、セミナーや本に先行投資としてお金を払うから、一つでも役立つ情報を得て「元をとるぞ」という気持になります。無料《ただ》で得た情報や無料で参加したセミナーなどでは、聞く側に貪欲さがなくなりますから、得るものが少なくなってきます。

私は、医院が都内と広島にもありますので頻繁に新幹線を利用しています。その際の移動は、仕事の能率を考えていつもグリーン車です。グリーン車に乗る以上は、ただ眠っていたのではもったいないので、「勉強するぞ」「いい原稿を書くぞ」という気持ちになり、集中的に勉強したり、思いきり原稿を書いています。

世の中、たいていのものは、気持ちの持ち方次第でどうにでも変わってくるものです。同じ講義を受けていても、５万円払った人間と、招待された人間では、気合いの入り方が当然違ってくるのです。若い時には、ドンドン自分に投資して、知識を吸収することです。いつも無料で何かを得るのが当たり前になってくると、先行投資という経営の基本概念が、その人の気持ちの中から消えてしまう危険性も秘めています。

13 暇なときほど悪いことを考える

毎日、毎日、いろいろな事件が起きています。最近では、成人で事件を起こす人に無職やフリーターという人が多いように思います。大人でも子供でも、暇な時ほど、反社会的なこと、遊ぶこと、快楽的なことなど、よくないことを考えるものです。

仕事にしても「忙しい人ほどいい仕事をする」といわれますが、これはそのとおりだと思います。時間のたくさんある人は、いい仕事はしないものです。時間があるという気持ちの余裕が、今すべき仕事まで後回しにしてしまうからです。

忙しくて時間のない人は、後回しにすると、後で仕事が溜まりすぎてしまうので、今できることはたとえ全部できなくても、できるところまでは終えておこうという気持ちで仕事に接します。そうした少しの時間を大切にしていく気持ちが、仕事の効率を上げたり、仕事の質をよいものにしていくのです。

逆に時間のたくさんある人は、何か大きいことをしてやろうとか、後でもいいやという甘えが出て、その後ギリギリになってしまうと、心に余裕がなくなって、仕事の質や内容よりも、とにかく終えることだけを考えた平凡な仕事結果になってしまいがちです。

人間は心の余裕を持つことも必要です。しかし、余裕は油断を生み、さらには甘えが生じてしまいます。自分が向上したり、いい仕事をするためには、背水の陣という危機感がいい結果を導いてくれるのです。

子供にも週休2日制を与えて、ゆとりのある教育を国の政策として行っていましたが、これは大きな間違いです。勉強以外で、音楽や運動などに時間を割かせるのであれば、意味のあることかもしれませんが、いろいろな意味で、一番鍛えないといけない時期にゆとりを持たせれば、悪いこと、遊ぶこと、快楽の追求に走るのが当然です。

人間は、貴重なものだと思うからこそ、それを大切にします。松茸は大事に扱いますが、椎茸は普通に扱っています。トキやパンダは、お金を払って見に行きますが、鶏や蟻を見ても、ほとんどの人は何の感動も見せないのではないでしょうか。レストランやデパートでも、限定食とされると、貴重に思っておいしく感じたりするものです。

忙しくて時間のない人が、貴重な時間でゴルフをするからゴルフが楽しいのであって、毎日ゴルフ三昧では、多くの人はゴルフが楽しい存在でなくなってきます。貴重な時間で何かをする時、読書を選ぶか映画を観るか、何をしてもいいのですが、貴重な時間にすることにより、それがその人の血となり肉となり、自分のものになっていくのです。それゆえに忙しい人ほど、いい仕事をしてより忙しくなり、人間としてもより向上して、好循環を繰り返すようになっていくのです。

14 なぜ似た者同士は友達になるか

成績の良い人・悪い人、お金のある人・ない人、運のある人・ない人、モテる人・モテない人、気の強い人・弱い人など、人間はいろいろですが、友達というのはだいたい似た人間で構成されています。

成績の良い人の中に悪い人がいれば、成績の良い人は悪いほうを見下すこともありえますし、そうなると、成績の悪い人は劣等感を抱いてしまいます。だったら、同程度の人間といるほうが気楽だと考えます。

お金持ちのリッチな生活を見て羨ましく思ったところで、自分がみじめになるのなら、同じ生活レベルの人と話をしていたほうが、心が平和でいられます。成績が悪かったり、貧しくても、上を目指してがんばるよりも、今の生活にただグチをいったりしながら、傷をなめあっているほうがラクなのです。

成績が悪くても、お金がなくても、モテなくても、人間の価値として何ら問題はないし、成績が良い、お金持ちである、モテる、運がいい人間というのは、実はほとんど少数派であって、これを望む必要もないのです。しかし、もっともよくないのは、貧乏やモテないからといって、向上心を持ってがんばるわけでもなく、違う方面の生きがいや楽しみを見つけるでもなく、金持ちやモテる男を妬んだり、ひがんだり、グチっている人間です。

貧乏が嫌なら、貧乏から抜け出る努力をすればいいのです。また、たとえ貧乏でも、他に生きている実感を見つけることでもいいでしょう。それを貧乏なのは国が悪い、他人が悪いと、グチばかりいって傷をなめあうのが一番ダメなのです。

お金持ちは悪いことをしているからなれるのだ、モテる男は性格が悪いのだ、成績が良くたって人間性とは関係ないなどと、逃げる言い訳をすることによって、その気持ちが増幅され、ますます「負のスパイラル」に陥ります。自分がモテる男になりたければ、まずモテる男を素直に認めることから始めることです。そして、自分なりに工夫して、自分のオリジナリティを見つけるとか、モテる男も大変だということを知って、違う方面で勝負をかけて、結果的に違う点で評価されるようになったりすればいいのです。

お金持ちになりたいのなら、お金のある人間は汚い人間だとか、悪い人間だとか思うのをやめることです。その人から得るものは得て、真似をすることです。それでうまくいかなくて、他の勉強をするもよし、方向転換してお金よりも生きがいを見つけるもよしなのです。お金があるから偉いわけではありません。人にはそれぞれ違った生きがいがあっていいのです。大切なことは、グチをいいあって、傷をなめあっていても、そこから向上することはないのですから、もっと前向きに人生を生きることです。

15 アウトプットしてこそ自分のものになる

本を読んだり、人から話を聞くと、それだけで自分のものになったつもりになる人が結構います。しかし悲しいかな、実際には、それだけでは何も身になっていないのです。アウトプットが必要です。つまり、インプットした内容を実際に行動に移す、話の内容を整理してまとめる、他の人に話してみるという行為をすることです。

インプットしただけでは、わかったつもりになっているだけです。本当にわかったことになるには、アウトプットなくして不可能なのです。しかし、アウトプットの作業は、インプットの何倍ものエネルギーを消費します。

1冊の本を読んだ後、頭を整理して感想文を書くのと、5冊の本をただ読むのでは、5冊の本を読むほうがラクで楽しいでしょうが、自分の知恵として使いものになるのは、感想文を書くというアウトプット作業をした場合のほうなのです。

いい話を聞いて、自分の頭の中で考え直すから、知識から知恵へと変化していきます。インプット作業は多くの人がやっていますが、アウトプット作業の大切さを知っている人は少ないものです。成功したいのであれば、アウトプットは避けて通れません。

16 二股は悪いことか――リスク管理の重要性

一般的に、異性に関して二股をかけることは悪いことのようにいわれますが、仕事においてはどうでしょうか。一般企業では、高額な物を買う時、契約をする時など、当然のように相見積りを取って、どこを使うか判断します。仕事に関しては、二股をかけることは危険を分散するという意味で大事なことです。

スタッフ・技工所・材料店にしても、１人や一箇所に頼りすぎていると、その人が辞めた時に困ってしまいます。収入源だって、一つに片寄っていると、それがダメになった時、共倒れになってしまうのです。

もう大丈夫と思って、一つに集中してしまうところに不幸が始まるのです。常にいくつかを天秤にかけて、こっちが怪しくなったら、こっちにいくというように、つかず離れず接していくことが大切です。

子供だけが生きがいとか、仕事だけが生きがいとか、一つのことに集中するから、それをなくした時に立ち直れないぐらい落ち込むのです。二股というから聞こえが悪いので、リスク管理といえば、経営者にとってはとても大切なことなのです。

17 何事もスタートしなければ始まらない

ゼロから1にする方法と、1から10にする方法、10から100にする方法では、手法が違って当然です。新規顧客を獲得するのか、既存顧客からリピーターになってもらうのか、信用をつくっていくのか、信用を利用して患者さんを増やそうとするのか、それぞれの立場で求めるものが違ってきます。

とくに難しいのが、ゼロから1にする方法です。資金なし、信用なし、人なしなど、ないないづくしのところからのスタートになる場合が多いからです。何もないところから、新たに何かをつくっていくのは、どこから手をつけていいのか途方に暮れてしまいます。後から考えると、抜けていたなと感じることは必ず出てきますが、その抜けていたと思えることとは、スタートを切らなければ永遠に気づくこともなかったことでしょう。

100点満点の船出を求めていたら、いつまで経っても船出できなくなってしまいます。70点、80点と思えたら思い切ってスタートを切りましょう。いや50点でもスタートを切りながら、70点、80点を目指せばいいのです。20点、30点ではスタート後がかなりきつくなってしまいますが、50点であれば、後はスタート後にどうにでも挽回できます。

18 体力を知力で補う努力をせよ

美容院の世界では、若いお客さんが最大のターゲットです。若いお客さんというのは、あまり歳をとった美容師にはカットをしてもらいたくないそうで、美容師の世界は、年齢の上昇とともに、経営者へと移行していかないと生き残れないらしいです。

歯科医の世界でも50歳を過ぎると、患者は同年代に近い人に限定されはじめてくる傾向があります。知識・経験は時間とともについてきますが、体力・気力は確実に衰えてきます。そういう現実を受け入れて、繁栄を続けていきたいのであれば、年齢とともに、患者数を制限していき、自費治療中心の診療体系にしていくか、代診を入れて自分は経営者としての仕事のほうへ、少しずつ移行していくべきでしょう。

若い時には、老いることを想像できませんが、周りのそういったご年配の先生と接してお話をされることは、自分の未来へのあり方について参考になってくるはずです。

老いはけっしてマイナスばかりではありませんが、老いる際のメリットを活かさないで、若い時と同じ手法で勝負していては、若い人に負けてしまいます。必ずやってくる将来に向けて、少しずつでも対策を練っておくことは、とても大切なことなのです。

19 スタートには大胆さが、継続には繊細さが必要

「大胆さ」と「繊細さ」はどちらのほうが大切でしょうか？

一般的には、大柄で豪快な人間に成功者のイメージがあります。何か事を起こすときに、先のことはわからない以上、大胆に行動しなければ物事は前に進まないからです。確かに大胆さというのは、一歩目を踏み出すときにはもっとも必要とされる要素です。しかし、成功というものは、一発勝負的な単発的なことをいうのではありません。真の成功とは、それをどれぐらい継続させるかにあります。

歯科医として開業するのも、1、2年成功してやり逃げするわけではないのです。途中で患者さんを投げ出すわけにはいきませんから、何年にもわたって、成功し続けていかなくてはなりません。そのためには、いろいろなリスク管理のできる繊細さが必要になってきます。

ビジネスにおいて継続的な成功を続けるためには、繊細さがなければ不可能です。継続していくためには、大胆さよりも繊細さのほうが求められます。もちろん、大きな成功をしている人は、少しの大胆さと多くの繊細さを兼ね備えた人間なのかもしれません。

20 人は誰も傷つけずに生きることは不可能

人間には理性があり、協調して生きていける能力があります。しかし、人間も動物である以上、煎じ詰めれば、最終的には自分が生きていくためには、他人を犠牲にすることも行ってしまいます。商売にしても、お客さんがたくさんいて、みんなで分け合っていける場合には、それなりに協調してうまくやっていけます。しかし、少ないお客さんの中から集客していくためには、相手のことを考えてばかりはいられなくなります。

人間は誰でも、自分を正当化しようとします。正当化できるからがんばれるし、エネルギーもわくのです。うしろ髪をひかれた気持ちを持ちながら前進しようと思えば、他の医院から大きく遅れをとってしまうでしょう。人はきれいごとをいっていても、知らず知らずのうちに人を傷つけたりしてしまいます。ですから、自分がうまくいく陰で、誰かを傷つけていることを自覚して、その傷つけている人のためにも、自分以外の多くの人を喜ばせてあげる義務があることを心しておくべきです。

そういうバランスがとれている人だけが、前向きに努力できるように感じます。自分だけよければいいという考えの人には、自然と周りから人がいなくなっていくものです。

21 トラブルを起こしそうな患者は断る勇気を

人間は誰でも、他人から文句をいわれたり、否定されたりしてイヤな思いはしたくないでしょう。そのためには、何もしないのが一番です。しかし、仕事をしてお金を得るためにはそうもいきません。

患者さんが多くなればなるほど、クレームをいう人も、相対的に増えてきます。100人のうち3人クレームをいう人がいるとすれば、流行っている医院では、1週間に3人そういう人に当たりますが、流行っていない医院では、1ヵ月に3人に減ります。

しかし、流行っている医院では、患者さんがたくさんきているので、クレームをいいそうな人をあらかじめ除くことができますが、流行っていない医院では、すべての患者さんを相手にしないと生活が苦しくなってきます。貧乏をとるか、クレームをいう人に我慢するかという選択になってきます。

商売の理想の形は、多くのお客さんを集めて、クレームばかりいうような難しい患者さんにはお引き取り願うことです。いくら仕事とはいえ、どうせ仕事をするなら、お互いに気持ちよくしたいものです。何でもないようなことにクレームをいうような人の中には、歯科医院側が患者さんには何も言い返せないと思って、一方的に強気で文句をいってくる人も稀にいるのです。

とくに電話では、極端に強気の人がいますが、面と向かうと、おとなしくなる人も多くいます。電話では一方的に強くいえるので、ストレス解消のつもりで電話する人もいるから厄介です。

こちらに非がある場合には、何をいわれても仕方がないのですが、ただ難クセをつけてクレームをいってくるような人を相手にしていると、その人１人のために医院の雰囲気も悪くなり、スタッフのやる気も失せてきます。

医療という性質上、患者さんを断りにくいとは思いますが、クレーマーのような患者さんに時間をとられていたのでは、他の大切な患者さんにも迷惑がかかってきます。

とくに、自費の治療になる場合には、患者さんをよく観察して、トラブルになりそうかどうか、判断してから治療に入るべきです。そのためには、たとえ自費治療でも、きちんと断れるだけの売上げを普段から上げておくことです。自費治療に目がくらんで冷静な判断ができずに、後々トラブルになって、結局、高くつくことにもなりかねませんので要注意です。

ストレスなく診療していくためには、クレーマーになりそうな危ない患者さんには、手をつけずに済む体制をつくっていくことです。

22 不平不満を口にしたら自分に戻ってくる

不平・不満、スタッフへのグチなど、マイナスの言葉を口にすると、その時はいったん気分がすっきりしても、それらは回りまわって、必ず自分の元へ戻ってきます。あるスタッフへの不満を他のスタッフにグチれば、グチられたスタッフは自分もいつか同じように、他のスタッフにグチられるのではないかと、院長を警戒するようになります。

院長は、日々の小さい積み重ねを通じて評価されるので、一時的に自分を大きく見せたり、ある時過小評価されたとしても、最終的には正しい評価を受けるものなのです。

院長になった以上、自分の器を大きくしていかなければ、医院の成長は見込めません。器を大きくしていくことは、院長にとって日々の大切な仕事の一つなのです。器を大きくするために、わざわざ医院を休んで座禅を組みに修行に行かなくても、スタッフの対応の一つひとつをプラス思考で解決していけば、自然と院長の器も大きくなっていきます。

日々の出来事に対して、できるだけ不平・不満をいわないこと。これは院長にとって、もっとも大切なことです。しかし、人間なんてそんなに強くはありません。どうしてもグチをいいたい場合には、関係者とは遠く離れた人間にいうべきでしょう。

23 目立つことがイヤでは勝ち組になれない

学生時代には、目立つと周りから攻撃の対象になりました。とにかく目立つということは、人の標的にされてしまうので、ラクに生きていくためには、人と同じことをして目立たないことが一番です。私たちは、知らず知らず、目立たないように普通に生きていくことが、処世術として一番快適な生き方だと学んできてしまいました。

しかし、人間の本能として、目立ちたい、人に注目されたい、人から評価されたいという気持ちがあるのも事実です。その本能に従って行動すると、出る杭は打たれ、風当たりが強くなり、やっぱり目立たないように生きるべきかと、悩んでしまいます。

社会に出て成功するということは、どれだけ目立つかだといってもいいでしょう。目立って注目されなければ、患者さんも増えませんし、売上げも上がりません。それを目立たずにこっそりと、いい思いをしようと思っても無理なのです。目立てば必ずファンも増えますが、アンチ派も出てきてしまいます。成功するためには、周りから叩かれるのは、誰もが通る道だと思って、耐える心構えも必要です。出る杭は打たれますが、出すぎた杭はあまり打たれなくなってきますから……。

24 売上目標には自分で自分に制限をかけない

昔の人の教えとして〝足るを知れ〟という言葉があります。現状に満足する気持ちがなければ、どんな良い状況になっても、心の平和は得られないという意味です。実際にお金持ちの人ほど、もっともっとと、欲望には際限がありません。

ロックフェラーのような、天文学的数字のお金を持っている人でさえ、さらにお金がほしいと考えるものらしいです。年収５００万円で満足している人もいれば、年収１億円でも不満足の人もいます。人間としての生き方としては、前者の５００万円で満足している人のほうが幸せでしょうし、好感が持てます。しかしビジネスとして考えれば、後者の１億円でも不満足な人のほうが伸びるのです。

人間として、日々の生活に感謝して満足することは、とても大切なことです。しかし、プロ野球選手になることが目標だった人が、プロ野球選手になったことに満足して「足ることを知っている」のは、努力することを放棄していることになります。イチローのように、周りがもう十分だろうと思っているような状況でも、まだまだ上を目指す人もいます。ことビジネスにおいては、けっして満足してはいけないのです。

以前、私は年商４０００万円が一つの大きな壁でした。そうすると、開業後何年目かに４０００万円に届きそうになって、しばらくは満足して、もうこれくらいでいいじゃないかと、思うようになってきました。

その後も、少しずつ目標は上げていきましたが、人間、欲張るとそのうちに痛い目にあうんじゃないかという恐怖心から、自分の中で「これで満足しよう、満足しよう」と思うようにしていました。すると、ドンドン売上げが下がってしまうのです。自分では「このぐらいで十分だ」と考えると、そこでストップするのではなく、下降していくことに気がついたのです。

仕事というものは、現状に満足していると、ドンドン下降していくもので、もがき苦しんで上昇しようとするから、結果的に伸びたり、現状維持を確保できるのです。そして気をゆるめてしまうと、アッという間に下降することも知りました。落ちる時はアッという間です。それならば、自分で変に目標を低く設定して、そこで満足することなく、ドンドン上へ上へと、目指していくべきなのです。

もちろん、売上げがすべてではありません。ストレスのない職場環境やスタッフの充実、あるいは治療の向上などに目標を設定することもいいことです。しかし、そうしたことは数値化しにくいため、どこが到達点かわかりにくいものがあります。数字として目標を立てるには、売上げが目標として一番立てやすく、挑戦しやすいと思います。

25 摩擦や恐怖を乗り越えるたびに人は強くなっていく

人間は生まれた時は同じ赤ちゃんなのに、年齢とともに強い人間、弱い人間、堂々としている人間、ビクビクしている人間など大きな差がついてきます。

これらの差は、これまでの人生で遭遇した一つひとつの摩擦や恐怖を乗り越えてきたかどうかで決まってくるようです。しかも、年齢とともに後になって、とてつもない差になっていきます。

人間なら誰でも摩擦は避けたいし、恐怖から逃げたいのが普通ですが、それらに立ち向かい、乗り越えていくことで、「物事は一生懸命やればどうにかなるものだ」「自分は生かされている」「自分には強い運がついている」と思えてきて、その後の摩擦や恐怖にも立ち向かっていけるのです。

子供の時、カツアゲされたりイジメられた時に、仕返しを恐れずに向かっていく勇気があれば、次の大きな困難に巻き込まれても、それを自らの力で解決できるようになります。政治家だって、芸能人だってみんな同じです。これを失敗したら、もう二度と復帰できなくなってしまうのではと考え、失敗したらどうしよう、邪魔されたらどうしようなど、何をするにも大なり小なり不安はあるものです。しかし、それを乗り越える意気と力がなければ、次はありません。

かといって、残念ながら、何事も１００％うまくいくということはありません。そこにはある意味、運命的な要素も大いに関係してきます。運がなくて失敗することも考えられます。しかし、自分の中に大義名分があるのなら、思い切って勇気を持って立ち向かえばいいのです。それで最悪の結果が出たとしたら、それも運命と思って生きていくしかないのではないでしょうか。

街を普通に歩いていても、交通事故に遭う時もあれば、大きなリスクを犯しても大丈夫なこともあります。暴走族のように、意味のないリスクを背負う必要はありませんが、何か新しいことにチャレンジしたり、他の医院とは違ったことを打ち出したりする際には、多少の摩擦や恐怖心を乗り越えていかなければ、物事は進展しませんし、状況を変えることもできません。

たいていのチャレンジや改革においては、命までは取られたりしないものです。勇気を出して行動することです。もし失敗したとしたら、その時にはマイナスに思えても、長い目で見れば必ずプラスになっていくと信じることです。リスクの高いチャレンジほど、後で得られるものも多いと考えるべきでしょう。

26 すべての問題の最大の解決法は売上げを上げること

歯科医院経営において生じる多くの問題は、ほとんどが売上げを上げることによって解決するものです。スタッフに対する悩み、イヤな患者の悩み、家族の悩み……などもしかり。そんなバカなと思われるかもしれないのですが、人間は何よりもまず、食べていけるかということが大前提なのです。

スタッフが文句をいってきたり、反抗してきても、医院が十分に売上げを上げていれば、「この子らが働いてくれるから、私もいい生活ができるんだ」と自分を慰められますが、経営が大変な時には「こいつらに給料を払うために働いて、おまけに文句までいわれて、こんなことなら勤務医でもしていたほうがよっぽど気がラクだ！」ということになってきます。

スタッフのやっている行為や仕事ぶりは同じでも、経営状態が良好の時には、自分の受け止め方に余裕が持てるので、対応もやさしくなります。イヤな患者さんがいてもしかり、家族の問題もしかりなのです。

世の中には自分のパンが残り一つになっても、その半分を困っている人に与えられる立派な人もいます。しかし、ほとんどの人は、そういう状況では他人のことなど考えず、残り一つのパンを他人に取られないように必死になったり、中には他人の物を奪ってでも自分のパンを増やそうとする人間もいます。

ですが、そういう人間でも、自分のパンが10個もある時には、一つぐらいは困っている他の人に分けてあげようかという、おおらかな気持ちにもなります。しかし、患者さんが少なくて自分の気持ちがイラだっていて、スタッフの細かい言動に意識が向いている時には、今一度冷静になって、その意識を売上げを上げる方向に向けるように自問してみることです。

院長の最大の仕事は、スタッフをはじめ、患者さん・取引先など、周りの人を幸せにすることです。そのためには、確実に売上げを上げ、医院を継続させていく必要があります。

自分を取り巻く多くの人を幸せにすることは、簡単なことではないかもしれませんが、それが経営者としてのやりがいや生きがいになってくれれば、医院の経営もドンドンよい方向に循環していきます。

27 歯科医はトータルで評価されることが大切である

レストランやラーメン店を「この店は味がいいから、流行っているんだ」「サービスがいいから流行っているんだ」と、単一的に評価しがちです。店のほうも「味がいい」と評価されると喜び、「立地条件がいいから流行っている」といわれると反論します。良い結果がきちんと出て、お客さんが満足していれば、流行っている理由はどうでもいいのです。味を認めてきたお客さんも利便性を認めてきたお客さんも、支払うお金は一緒です。

大切なことは、お客さんがトータル的にそのお店を認めて、満足して帰られたかということです。味は認めたけれど、お店が汚い・サービスが悪いでは、次の来店はないでしょう。味は普通だけど、雰囲気やサービスが良ければ、次にもまたきてくれます。

ビジネスで一番大切なことは、良い結果を出し続けることです。トータル的に評価され続けるために、弱い部分を強化していくか、強い部分をさらに強化していくかは、その経営者の判断によりますが、職人的な考えで技術や品質ばかり重視する人は、経営者としては失格でしょう。歯科医は職人的な考え方の人が多く、自分の技術・腕などが評価されて、結果が出ることにこだわる人が多すぎます。

あとがき

日本中には、立派な歯科医師や優秀なコンサルタントはたくさんいることでしょう。そういうツワモノの中で私に存在価値があるとすれば、開業後、順風満帆な歯科医人生だったわけではなく、開業後5年もの間、赤字経営にもがき苦しみながら、出口を見つけ出したことにあるのではないかと思っています。

それは多くの試行錯誤の末に手に入れたノウハウであり、普通の人にでも使えるテクニックなのです。

私が特別優秀な人間だからできたわけでなく、ない頭をふりしぼって考えた結果、導き出されたノウハウなのです。それだけに、私は多くの歯科医師の先生方に勇気とやる気を与えることができる歯科医師の1人だと思っています。

少し自慢をさせてもらえば、多くの歯科医が目標にするような結果を、私があげていることも、読者の方々に夢を与えることができる理由の一つにさせてもらえるのではないかと思います。

これからの歯科医師にとって、行く先々には多くの困難が待ち受けているでしょう。しかし、歯科医師になったのも何かの縁でしょうから、希望を持ってまい進してほしいと思っています。

その時に、道しるべになるのが本書ではないかと自負しています。

この本では、私の財産ともいうべきノウハウを包み隠さず公開しています。

セミナーなどでも「青山先生は自分のノウハウを包み隠さないで、すべてお話されて大丈夫なのですか？」という質問をよくされますが、「大丈夫です。また仕入れればいいことですから……」とお答えしています。

私のノウハウの価値がわかる人には、この本の価格がいかに安いかにびっくりされることでしょう。

青山　健一

〔著者のプロフィール〕

青山　健一（あおやま　けんいち）

1965年広島県生まれ。広島大学歯学部卒業。1992年東京都港区南青山で歯科医院を開業，法人化，分院設立を経て，売上げが低迷している歯科医院をサポートするために，2005年「売り上げ向上委員会」（有）オクデンを設立し，代表を務める。診療のかたわら，セミナー・出版・コンサルティングなどを通じて，自分自身の低迷期から脱出したノウハウを広く歯科医師に広めようと，精力的に活動している。現役の院長として診療しているため，一般の経営コンサルタントとは一味違った，自らの経験にもとづいた実践的なノウハウの提供には高い評価を得ている。得意分野は，人間の心理学を研究したマーケティングで，講演や文章の内容は，理路整然と筋道がたっていてわかりやすいと評判。「これからの歯科医院における集客は難しくない」と断言している。主な著書『南青山発：落ちこぼれ歯医者の逆襲』（デンタルダイヤモンド社）『20代社員の使い方にはコツがある！』（明日香出版社）『抜かない矯正の最新知識』（桐書房）『知らなきゃ損する歯の矯正のお話』（冬青社）。下記のＨＰアドレスより『効果的なホームページ集客７つのヒント』をプレゼントしています。

〔連絡先〕

売り上げ向上委員会　㈲オクデン　　FAX　03-3401-3106

URL：http://www.1okuden.com　e-mail：aoken@1okuden.com

〔歯科医院経営実践マニュアル〕

誰も思いつかなかった歯科医院経営の秘訣

2007年６月10日　第１版第１刷発行

2007年10月10日　第１版第３刷発行

著　　者　青山《あおやま》　健一《けんいち》

発 行 人　佐々木一高

発 行 所　クインテッセンス出版株式会社

東京都文京区本郷３丁目２番６号　〒113-0033

クイントハウスビル　電話（03）5842-2270（代表）

（03）5842-2272（営業部）

（03）5842-2280（編集部）

web page address　http://www.quint-j.co.jp/

印刷・製本　サン美術印刷株式会社

ISBN978-4-87417-961-1　C3047

定価はカバーに表示してあります